地方医疗机构核生化医学救援实用手册

主　编　付　卫　马青变

副主编　陈　辉　田永亮　杨兴龙　葛洪霞

编　者　（按姓氏汉语拼音排序）

白　颐（北京大学第三医院）

曹宝山（北京大学第三医院）

陈　辉（北京急救中心）

付　卫（北京大学第三医院）

葛洪霞（北京大学第三医院）

江　云（中国人民解放军总医院第五医学中心）

梁　莉（北京大学第三医院）

刘红梅（北京急救中心）

刘振振（北京大学第三医院）

陆思懿（北京大学第三医院）

马青变（北京大学第三医院）

任　珍（北京大学第三医院）

商宇慧（北京航空航天大学）

田永亮（北京航空航天大学）

杨　旭（北京急救中心）

杨兴龙（中国人民解放军总医院第五医学中心）

张锡刚（中国人民解放军总医院第五医学中心）

张照辉（北京大学第三医院）

张志鹏（北京大学第三医院）

郑文静（中国人民解放军总医院第五医学中心）

周　明（北京急救中心）

周　鑫（北京大学第三医院）

U0257705

北京大学医学出版社

DIFANG YILIAO JIGOU HESHENGHUA YIXUE JIUYUAN SHIYONG SHOUCE

图书在版编目（CIP）数据

地方医疗机构核生化医学救援实用手册 / 付卫，马青变主编． —北京：北京大学医学出版社，2022.6
ISBN 978-7-5659-2664-8

Ⅰ．①地… Ⅱ．①付… ②马… Ⅲ．①核武器 - 损伤 - 救护 - 手册②生物武器 - 损伤 - 救护 - 手册③化学武器 - 损伤 - 救护 - 手册 Ⅳ．① R827-62

中国版本图书馆 CIP 数据核字（2022）第 100041 号

地方医疗机构核生化医学救援实用手册

主　　编：付　卫　马青变
出版发行：北京大学医学出版社
地　　址：（100191）北京市海淀区学院路 38 号　北京大学医学部院内
电　　话：发行部 010-82802230；图书邮购 010-82802495
网　　址：http://www.pumpress.com.cn
E-mail：booksale@bjmu.edu.cn
印　　刷：中煤（北京）印务有限公司
经　　销：新华书店
责任编辑：袁朝阳　何渼波　　责任校对：靳新强　　责任印制：李　啸
开　　本：880 mm×1230 mm　1/32　　印张：6　字数：144 千字
版　　次：2022 年 6 月第 1 版　2022 年 6 月第 1 次印刷
书　　号：ISBN 978-7-5659-2664-8
定　　价：30.00 元

版权所有，违者必究
（凡属质量问题请与本社发行部联系退换）

前　言

当今社会科学技术飞速发展、国际政治格局风云变幻，区域安全形势日益紧张，在国际大型赛事、大型会议等人员密集区域发生核生化事件的可能性客观存在，既往发生的"日本东京地铁沙林恐怖袭击事件""美国炭疽邮件事件"均为前车之鉴。核生化突发事件作为突发重大公共卫生事件，一旦发生，灾害规模大、影响范围广、播散速度快、受累人员多，对医学救援的需求激增，若处置不当，不仅会造成大规模人员伤亡，还会引起民众恐慌，对社会稳定和经济发展造成不利影响，这对应急医学救援体系提出了更高要求。核生化突发事件的应急医学救援不同于普通灾难事件，需要专业的核生化救援力量提供专业的应急处置，包括实时评估、现场急救、快速侦检、检伤分类、转运后送和去污洗消等。目前，我国核生化救治主要依靠军队力量，一旦发生大规模伤亡，需要军地紧密结合、联合应对，而我国地方医疗机构核生化应急医学救援的能力非常薄弱，缺乏医疗、护理、防护的标准和流程等，医务人员缺乏核生化事件救援相关的基础理论知识和基本技能，因此开展地方医疗机构的核生化救治培训刻不容缓。

针对地方医疗机构这一短板，我们结合军队三防经验及既往大型赛事保障经验，查阅文献，访谈专家，编写了这本《地方医疗机构核生化医学救援实用手册》，内容包含常见的核生化损伤诊治、应急预案、模拟培训评估方法学以及实地模拟演练范例，旨在规范地方核生化医学救援培训，从根本上提升受训人员的理论基础和诊治能力，为核生化医学救援保障提供理论知识储备。

本书的出版得到了国家重点研发计划资助（课题编号：2021YFF0307306），由北京大学第三医院牵头，联合各家课题合作单位（中国人民解放军总医院第五医学中心、北京急救中心、北京航空航天大学）共同完成本书的编撰工作，为北京各类医疗保障工作提供培训教材。由衷感谢各课题合作单位的大力支持及全体编写人员付出的努力。希望本书的出版可以有效提高地方医疗机构的核生化医学救援水平，为各位同仁提供一定帮助。如读者在阅读过程中发现问题，请给予批评指正。

付卫　马青变

目　录

第一章　生物损伤诊治

第一节　新型冠状病毒肺炎

1　病原学

新型冠状病毒（SARS-CoV-2）属于β属的冠状病毒，有包膜，颗粒呈圆形或椭圆形，直径60～140 nm。具有5个必需基因，分别针对核蛋白（N）、病毒包膜（E）、基质蛋白（M）和刺突蛋白（S）4种结构蛋白及RNA依赖性的RNA聚合酶（RdRp）。核蛋白（N）包裹RNA基因组构成核衣壳，外面围绕着病毒包膜（E），病毒包膜包埋有基质蛋白（M）和刺突蛋白（S）等蛋白。刺突蛋白通过结合血管紧张素转化酶2（ACE-2）进入细胞。体外分离培养时，新型冠状病毒96 h左右即可在人呼吸道上皮细胞内发现，而在Vero E6和Huh-7细胞系中分离培养需4～6 d。

冠状病毒对紫外线和热敏感，56 ℃加热30 min以及使用乙醚、75%乙醇、含氯消毒剂、过氧乙酸和三氯甲烷（氯仿）等脂溶剂均可有效灭活病毒。氯己定不能有效灭活病毒。

2　流行病学

2.1　传染源

传染源主要是新型冠状病毒感染的患者，在潜伏期即具有传染性，发病后 5 d 内传染性较强。

2.2 传播途径

经呼吸道飞沫传播和密切接触传播是主要的传播途径。接触病毒污染的物品也可造成感染。

在相对封闭的环境中，长时间暴露于高浓度气溶胶情况下，存在经气溶胶传播的可能。由于在粪便、尿液中可分离到新型冠状病毒，应注意其对环境污染造成的接触传播或气溶胶传播。

2.3 易感人群

人群普遍易感。感染后或接种新型冠状病毒疫苗后可获得一定的免疫力，但持续时间尚不明确。

3 临床特征

3.1 临床表现

潜伏期 1 ~ 14 d，多为 3 ~ 7 d。以发热、干咳、乏力为主要表现。部分患者以嗅觉、味觉减退或丧失等为首发症状，少数患者伴有鼻塞、流涕、咽痛、结膜炎、肌痛和腹泻等症状。重症患者多在发病 1 周后出现呼吸困难和（或）低氧血症，严重者可快速进展为急性呼吸窘迫综合征、脓毒症休克、难以纠正的代谢性酸中毒和出凝血功能障碍及多器官功能衰竭等。极少数患者还可有中枢神经系统受累及肢端缺血性坏死等表现。值得注意的是，重型、危重型患者病程中可为中低热，甚至无明显发热。轻型患者可表现为低热、轻微乏力、嗅觉及味觉障碍等，无肺炎表现。少数患者在感染新型冠状病毒后可无明显临床症状。多数患者预后良好，少数患者病情危重，多见于老年人、有慢性基础疾病者、晚期妊娠和围产期女性、肥胖人群。儿童病例症状相对较轻，部分儿童及新生儿病例症状可不典型，表现为呕吐、腹泻等消化道症状或仅表现为反应差、呼吸急促。极少数儿童可有多系统炎症综合征（MIS-C），出现类似川崎病或不典型川崎病表现、中毒性休克综合征或巨噬细胞活化综合征等，多发生于恢复期。主要表现为发热伴皮疹、非化脓性结膜炎、黏膜炎症、低血压或休克、凝血障碍、急性消化道症状等。一旦发生，病情可在短期内急剧恶化。

3.2　实验室检查

3.2.1　一般检查

发病早期外周血白细胞总数正常或减少，可见淋巴细胞计数减少，部分患者可出现肝酶、乳酸脱氢酶、肌酶、肌红蛋白、肌钙蛋白和铁蛋白增高。多数患者 C 反应蛋白（CRP）和红细胞沉降率升高，降钙素原（PCT）正常。重型、危重型患者可见 D- 二聚体升高、外周血淋巴细胞进行性减少，炎症因子升高。

3.2.2　病原学及血清学检查

①病原学检查：采用 RT-PCR、NGS 等方法在鼻、咽拭子、痰和其他下呼吸道分泌物、血液、粪便、尿液等标本中可检测出新型冠状病毒核酸。检测下呼吸道标本（痰或气道抽取物）更加准确。核酸检测会受到病程、标本采集、检测过程、检测试剂等因素的影响，为提高检测阳性率，应规范采集标本，标本采集后尽快送检；②血清学检查：新型冠状病毒特异性 IgM 抗体、IgG 抗体阳性，发病 1 周内阳性率均较低。

由于试剂本身阳性判断值原因，或者体内存在干扰物质（类风湿因子、嗜异性抗体、补体、溶菌酶等），或者标本原因（标本溶血、标本被细菌污染、标本贮存时间过长、标本凝固不全等），抗体检测可能会出现假阳性。一般不单独以血清学检测作为诊断依据，需结合流行病学史、临床表现和基础疾病等情况进行综合判断。

3.3 胸部影像学

早期呈现多发小斑片影及间质改变，以肺外带明显。进而发展为双肺多发磨玻璃影、浸润影，严重者可出现肺实变，胸腔积液少见。MIS-C 时，心功能不全患者可见心影增大和肺水肿。

4 诊断

4.1 诊断原则

根据流行病学史、临床表现、实验室检查等进行综合分析，做出诊断。新型冠状病毒核酸检测阳性为确诊的首要标准。未接种新型冠状病毒疫苗者，新型冠状病毒特异性抗体检测可作为诊断的参考依据。接种新型冠状病毒疫苗者和既往感染新型冠状病毒者，原则上抗体不作为诊断依据。

4.2 诊断标准

4.2.1 疑似病例

有下述流行病学史中的任何 1 条，且符合 4.2.1.2 临床表现中任意 2 条；无明确流行病学史的，符合临床表现中的 3 条，或符合临床表现中任意 2 条且新型冠状病毒特异性 IgM 抗体阳性（近期接种过新型冠状病毒疫苗者不以此作为参考指标）。

4.2.1.1 流行病学史

①发病前 14 d 内有病例报告社区的旅行史或居住史；②发病前 14 d 内与新型冠状病毒感染患者有接触史；③发病前 14 d 内曾接触过来自有病例报告社区的发热或有呼吸道症状的患者；④聚集性发病（14 d 内在小范围（如家庭、办公室、学校班级等场所）出现 2 例及以上发热和（或）呼吸道症状的病例）。

4.2.1.2 临床表现

①发热和（或）呼吸道症状等新型冠状病毒肺炎相关临床表现；②具有上述新型冠状病毒肺炎影像学特征；③发病早期白细胞总数正常或降低，淋巴细胞计数正常或减少。

4.2.2 确诊病例

疑似病例具备以下病原学或血清学证据之一者：①新型冠状病毒核酸检测阳性；②未接种新型冠状病毒疫苗者，新型冠状病毒特异性 IgM 抗体和 IgG 抗体均为阳性。

5 重型、危重型早期预警指标

5.1 成人

有以下指标变化者应警惕病情恶化：①低氧血症或呼吸窘迫进行性加重；②组织氧合指标恶化或乳酸进行性升高；③外周血淋巴细胞计数进行性降低或外周血炎症标志物（如 IL-6、CRP、铁蛋白等）进行性上升；④ D- 二聚体等凝血功能相关指标明显升高；⑤胸部影像学显示肺部病变明显进展。

5.2 儿童

①呼吸频率增快；②精神反应差、嗜睡；③乳酸进行性升高；④ CRP、PCT、铁蛋白等炎症标志物明显升高；⑤影像学显示双侧或多肺叶浸润、胸腔积液或短期内病变快速进展；⑥有基础疾病（先天性心脏病、支气管肺发育不良、呼吸道畸形、异常血红蛋白、重度营养不良等）、免疫缺陷或低下（长期使用免疫抑制剂）和新生儿。

6 病例的发现与报告

各级各类医疗机构的医务人员发现符合病例定义的疑似病例后，应当立即进行单人单间隔离治疗，由院内专家会诊或主诊医师会诊。若仍考虑疑似病例，在 2 h 内进行网络直报，并采集标本进行新型冠状病毒核酸检测，同时在确保转运安全的前提下，立即将疑似病例转运至定点医院。与新型冠状病毒感染者有密切接触者，即便常见呼吸道病原检测阳性，也应及时进行新型冠状病毒病原学检测。疑似病例连续两次新型冠状病毒核酸检测阴性（采样时间至少间隔 24 h）且发病 7 d 后新型冠状病毒特异性 IgM 抗体和 IgG 抗体仍为阴性，可排除疑似病例诊断。对于确诊病例应在发现后 2 h 内进行网络直报。

7 治疗

7.1 根据病情确定治疗场所

①疑似及确诊病例应在具备有效隔离条件和防护条件的定点医院隔离治疗，疑似病例应单人单间隔离治疗，确诊病例可多人收治在同一病室。②危重型病例应当尽早收入 ICU 治疗。

7.2 一般治疗

①卧床休息，加强支持治疗，保证能量摄入充足；注意水、电解质平衡，维持内环境稳定；密切监测生命体征、指氧饱和度等。②根据病情监测血常规、尿常规、CRP、生化指标（肝酶、心肌酶、肾功能等）、凝血功能、动脉血气分析、胸部影像学等。有条件者可行细胞因子检测。③及时给予有效氧疗措施，包括鼻导管、面罩给氧和经鼻高流量氧疗。有条件者可采用氢氧混合吸入气（$H_2/O_2 = 66.6\%/33.3\%$）治疗。④抗菌药物治疗，避免盲目或不恰当使用抗菌药物，尤其是联合使用广谱抗菌药物。

7.3 重型、危重型病例的治疗

在上述治疗的基础上，积极防治并发症，治疗基础疾病，预防继发感染，及时进行器官功能支持，最重要的是呼吸支持。

7.3.1 鼻导管或面罩吸氧

$PaO_2/FiO_2 < 300$ mmHg 的重型患者均应立即给予氧疗。接受鼻导管或面罩吸氧后，短时间（1～2 h）密切观察，若呼吸窘迫和（或）低氧血症无改善，应使用经鼻高流量氧疗（HFNC）或无创通气（NIV）。

7.3.2 HFNC 或 NIV

$PaO_2/FiO_2 < 200$ mmHg 时应给予 HFNC 或 NIV。接受 HFNC 或 NIV 的患者，无禁忌证的情况下，建议同时实施俯卧位通气，即清醒俯卧位通气，俯卧位治疗时间应 > 12 h。部分患者使用 HFNC 或 NIV 治疗的失败风险高，需要密切观察患者的症状和体征。若短时间（1～2 h）治疗后病情无改善，特别是接受俯卧位治疗后，低氧血症仍无改善，或呼吸频数、潮气量过大或吸气努力过强等，往往提示 HFNC 或 NIV 治疗疗效不佳，应及时进行有创机械通气治疗。

7.3.3 有创机械通气

一般情况下，$PaO_2/FiO_2 < 150$ mmHg 时，应考虑气管插管，实施有创机械通气。但鉴于重症新型冠状病毒肺炎患者低氧血症的临床表现不典型，不应单纯把 PaO_2/FiO_2 是否达标作为气管插管和有创机械通气的指征，而应结合患者的临床表现和器官功能情况实时进行评估。值得注意的是，延误气管插管，带来的危害可能更大。早期恰当的有创机械通气治疗是危重型患者的重要治疗手段。实施肺保护性机械通气策略。对于中重度急性呼吸窘迫综合征患者，或有创机械通气 $FiO_2 > 50\%$ 时，可采用肺复张治疗。并根据肺复张的反应性，决定是否反复实施肺复张手法。应注意部分新型冠状病毒肺炎患者肺可复张性较差，应避免过高的呼气末正压通气（PEEP）导致的气压伤。

7.3.4 气道管理

加强气道湿化，建议采用主动加热湿化器，有条件地使用环路加热导丝保证湿化效果；建议使用密闭式吸痰，必要时气管镜吸痰；积极进行气道廓清治疗，如振动排痰、高频胸廓振荡、体位引流等；在氧合及血流动力学稳定的情况下，尽早开展被动及主动活动，促进痰液引流及肺康复。

7.3.5 体外膜肺氧合（ECMO）

符合 ECMO 指征且无禁忌证的危重型患者，应尽早启动 ECMO 治疗，避免延误时机。

8 护理

根据患者病情，明确护理重点并做好基础护理。重症患者密切观察患者生命体征和意识状态，重点监测血氧饱和度。危重症患者 24 h 持续心电监测，每小时测量患者的心率、呼吸频率（RR）、血压、SpO_2，每 4 小时测量并记录体温。合理、正确使用静脉通路，并保持各类管路通畅，妥善固定。卧床患者定时变更体位，预防压力性损伤。按护理规范做好无创机械通气、有创机械通气、人工气道、俯卧位通气、镇静镇痛、ECMO 诊疗的护理。特别注意患者口腔护理和液体出入量管理，防止有创机械通气患者误吸。清醒患者及时评估心理状况，做好心理护理。

9 转运原则

按照国家卫生健康委员会印发的《新型冠状病毒感染的肺炎病例转运工作方案（试行）》执行。

9.1 基本要求

①各级卫生健康行政部门统筹负责辖区内新型冠状病毒感

染的肺炎病例转运的指挥调度工作。疑似病例和确诊病例都应转运至定点医院集中救治。医疗机构发现新型冠状病毒感染的肺炎病例时，需向本地卫生健康行政部门报告，由市级卫生健康行政部门组织急救中心，将病例转运至定点救治医院。②急救中心应当设置专门区域停放转运救护车辆，配置洗消设施，配备专门的医务人员、司机、救护车辆负责新型冠状病毒感染病例的转运工作。③医疗机构和急救中心应当做好病例转运交接记录，并及时报告上级卫生健康行政部门。

9.2 转运要求

①转运救护车辆车载医疗设备（包括担架）专车专用，驾驶室与车厢严格密封隔离，原则上应为负压急救车。②医务人员穿工作服、隔离衣，戴手套、工作帽、医用防护口罩；司机穿工作服，戴外科口罩、手套。③医务人员、司机转运新型冠状病毒感染的肺炎患者后，须及时更换全套防护物品。④转运救护车应具备转运呼吸道传染病患者基本条件，尽可能使用负压救护车进行转运。转运时应保持密闭状态，转运后对车辆进行消毒处理。转运重症病例时，应随车配备必要的生命支持设备，防止患者在转运过程中病情进一步恶化。⑤医务人员和司机的防护，车辆、医疗用品及设备消毒，污染物品处理等按照《医院感染管理办法》《消毒技术规范》及相关规定执行。⑥救护车返回后需严格消毒方可再转运下一个病例。

9.3 工作流程

①转运流程：穿戴防护物品→出车至医疗机构接病例→病例戴外科口罩→将病例安置在救护车内→将病例转运至接收医疗机构→车辆及设备消毒→转运下一例病例。②穿戴及脱摘防护物品流程如下。穿戴防护物品流程：洗手或手消毒→戴帽子

→戴医用防护口罩→穿工作服→穿隔离衣→戴手套。脱摘防护物品流程：摘手套→洗手或手消毒→脱隔离衣→洗手或手消毒→摘口罩帽子→洗手或手消毒。③医务人员、司机下班前进行手卫生→淋浴更衣。④救护车清洁消毒。空气：开窗通风；车厢及其物体表面：过氧化氢喷雾或含氯消毒剂擦拭消毒。

第二节 炭疽芽孢杆菌感染

1 概述

炭疽（anthrax）是一种古老的人畜共患病，又名脾脱疽，俄文名称为西伯利亚溃疡。炭疽曾对人类的生命、财产造成了严重的损失。炭疽芽孢杆菌（*Bacillus anthracis*）简称炭疽杆菌，是炭疽的病原体，第二次世界大战期间，炭疽芽孢杆菌被列为首位生物战剂，这主要是由于以下几个原因：炭疽杆菌易于大量培养；感染途径多样；人畜皆可罹患；芽孢抵抗力强，易于保存运输；可以污染土壤、水源，并可以气溶胶形式释放；造成的污染不易清除。炭疽芽孢杆菌是经典的生物战剂。

2 生物学与感染量

2.1 生物学

炭疽芽孢杆菌属于革兰氏染色阳性、产芽孢、不运动的需氧杆菌。炭疽杆菌的菌体大小为（1～1.5）μm×（5～8）μm，两端平齐，是体形较大的致病菌之一。在感染的血液或组织中常呈短链状生长，而人工培养时菌体多呈长链状排列。

炭疽芽孢杆菌对营养的要求不高，在普通培养基上很容易生长，在固体培养基表面、液体深层培养以及培养环境比较恶劣时也能形成游离芽孢。芽孢对于恶劣环境有着极强的抵抗力。

炭疽杆菌繁殖体的抵抗力与一般细菌相同，但芽孢抵抗力强。常用的苯酚（石炭酸）、苯扎溴铵（新洁尔灭）等季铵盐类消毒效果差，过氧乙酸、甲醛、环氧乙烷、0.1% 碘液和含氯消毒剂杀灭芽孢效果较好。煮沸 10 min、140℃干热 3 h 可杀灭芽孢。炭疽杆菌对青霉素敏感，对链霉素、四环素、红霉素、卡那霉素等也敏感。但用于生物袭击的可能是耐药变异菌株。

2.2　感染量及易感性

呼吸道吸入 8000 个炭疽芽孢杆菌的芽孢即可发生感染，但皮肤型和胃肠型炭疽的感染量目前仍不明确。人群普遍易感炭疽。

3　流行病学

3.1　疾病分布

炭疽病分布几乎遍及全世界，但主要危害畜牧业。由于人群间很少相互传染，因而人群间炭疽以散发病例和小规模暴发为主，在平时主要是皮革、羊毛和骨制品业人群的职业病，在动物炭疽多发区有人类发病和小规模流行的报道。洪水和地震等自然灾害也可导致炭疽流行，这是因为此时土壤中的芽孢可以上浮至表面而增加感染机会。以炭疽芽孢作为武器进行攻击，可以造成人群的非自然感染。

3.2　自然宿主

炭疽杆菌的自然宿主包括野生动物（大象、河马和非洲羚羊等）和家畜（牛、羊、马和猪等），目前已从欧洲、亚洲、非洲和美洲分离出了 *ames*、*ternme* 和 *vllum* 等大量菌株。

3.3 传染性与传播方式

炭疽的自然感染途径包括皮肤、胃肠道和呼吸道感染，往往由于操作污染的动物尸体和皮毛，接触感染动物污染的土壤等感染。生物恐怖袭击可通过气溶胶方式释放，导致受袭人员经呼吸道、皮肤接触、进食受污染的水和食物造成感染。没有证据表明炭疽在人群间的传播，但在处理感染动物尸体产品、体液和受污染的土壤等样品时需特别小心。

3.4 潜伏期

一般为 1 ～ 7 d，但多在暴露于病原体后 2 d 发病；最长可达 12 d。潜伏期的长短取决于感染细菌的数量、感染途径和个体免疫状态等因素。

3.5 致病性

皮肤炭疽占所有感染的 95%，未予治疗的病例死亡率为 10% ～ 20%，患者及时给予合适抗生素后死亡率则极低。感染部位常出现瘙痒、突起、形成水疱，2 ～ 6 d 内可形成凹陷的黑痂。如未经治疗则会扩散至淋巴结和血液形成败血症。胃肠型炭疽较为罕见，但误诊往往致死，常因误食污染肉或肉制品而感染，以胃肠疼痛、出血和快速出现腹水为特点。吸入型炭疽常以轻度非特异上呼吸道症状为主，X 线检查可见纵隔增宽，发热，3 ～ 5 d 可出现休克与死亡，这种类型炭疽致死率非常高。

4 诊断

4.1 危险因素

①生活在已证实存在炭疽的地区内；②在发病前 14 日内到

达过已证实存在炭疽的地区；③从事过与皮毛等畜产品密切接触的职业；④接触过可疑的病、死动物或其残骸，食用过可疑的病、死动物肉类或其制品；⑤在可能被炭疽芽孢杆菌污染的地区从事耕耘或挖掘等操作。

4.2 临床表现

4.2.1 体表感染型（皮肤）炭疽

在面、颈、手或前臂等暴露部位出现红斑、丘疹和水疱；周围组织肿胀及浸润，继而中央坏死形成溃疡性黑色焦痂，焦痂周围皮肤发红，肿胀，疼痛不显著。引流部位的淋巴结肿大且常化脓，伴有发热、头痛、关节痛等。少数严重患者中，局部呈大片水肿和坏死。

4.2.2 经口感染型（胃肠）炭疽

急性起病，表现为发热、腹胀、剧烈疼痛、腹泻，通常为血样便或血水样便。可有恶心、呕吐，呕吐物中含血丝及胆汁，可累及消化道以外系统。

4.2.3 吸入感染型（肺）炭疽

高热，呼吸困难，可有胸痛及咳嗽，咯黏液血痰；肺部体征常只有散在的细湿啰音；X 线片的主要表现为纵隔影增宽；常见胸腔积液。

4.2.4 脑膜炎型炭疽

可继发于 4.2.1～4.2.3 各型炭疽，也可直接发生；表现为剧烈头痛、呕吐，继而出现谵妄、昏迷、呼吸衰竭，脑脊液多为血性。

4.2.5 炭疽败血症

可继发于 4.2.1～4.2.3 各型炭疽，也可直接发生；严重者呈全身中毒症状，高热，寒战，出现感染性休克和弥散性血管内凝血（DIC），皮肤出现瘀点或大片瘀斑，腔道中出现活动性出血，迅速出现呼吸与循环衰竭；在外周血中可检出大量炭疽芽孢杆菌。

4.3 实验室检查

4.3.1 采样

根据检验目的的不同可以采集以下不同种类的标本。所有标本采集时应注意自身防护，小心操作，避免产生气溶胶，扩大污染。除现场使用的标本外，所采集标本应保存在低温环境（4℃）中，并尽快转移至有防护条件的实验室进行下一步检验。

①新鲜标本：包括人或动物（接受治疗或未接受治疗）病灶渗出液、血液、脑脊液、呕吐物或排泄物等；②陈旧标本：包括人或动物尸体的皮、骨、内脏或血块等；③外环境标本，包括土壤、污水、粪便、植物、动物皮毛以及空气等。

4.3.2 现场检验

显微镜检查采集标本的革兰氏染色、芽孢染色或荚膜染色结果等初步判断。

4.3.3 病原学检验

使用人工鉴别培养基分离炭疽芽孢杆菌，并与近缘的芽孢杆菌进行鉴别实验（如溶血性荚膜噬菌体裂解等）；必要时进行动物实验。

4.3.4 免疫学检验

可以检查患者血清中炭疽杆菌荚膜的抗体、保护性抗原的抗体等，也可以用合适的抗体检测标本中可能含有的炭疽杆菌抗原。

4.3.5 核酸检验

用 PCR 和核酸探针技术确定标本中是否存在炭疽芽孢杆菌特异性核酸片段，也可以用质粒电泳等菌株分型方法确定传染源和传播途径等。

4.3.6 检查结果

①患者临床标本，细菌分离培养获得炭疽芽孢杆菌；②患者血清标本，抗炭疽特异性抗体检测阳性；③患者临床标本，显微镜检查发现大量两端平齐呈串联状排列的革兰氏阳性大杆菌；④患者临床标本，炭疽芽孢杆菌特异性核酸片段检测阳性；⑤患者临床标本，炭疽芽孢杆菌抗原检测阳性；⑥暴露动物标本或暴露环境标本，细菌分离培养获得炭疽芽孢杆菌。

4.3.7 注意事项

①小量实验操作可使用Ⅱ级生物安全实验室及生物安全柜，若操作量较大则应使用Ⅲ级生物安全柜或实验室。在可能产生气溶胶时，除一般个人防护以外，还应戴眼罩，进行呼吸道防护。②参与计划开展炭疽研究和现场处置的人员应进行免疫接种，并详细了解该细菌的感染途径和症状。

4.4 诊断标准

4.4.1 疑似病例

具有临床表现 4.2.1 中的典型皮肤损害，或具有流行病学线索，并具有临床表现 4.2.2 ～ 4.2.5 中的表现之一。

4.4.2 临床诊断病例

具有实验室检查中 4.3.6 的检查结果及临床表现五条中的任意一条。

4.4.3 确诊病例

临床诊断病例，并具备实验室检查 4.3.2 ～ 4.3.4 中任一项阳性。

5 预防措施

5.1 免疫接种

目前我国和俄罗斯采用皮肤划痕减毒活菌疫苗。英美等国家使用的炭疽疫苗为细菌培养滤液铝佐剂吸附苗（PA佐剂苗）。这些疫苗都对于皮肤型炭疽有较好的防护效果，但对于肺炭疽的保护效果不佳。

免疫接种重点包括：①自然疫源地区域内坚持进行畜间高密度的免疫接种；②皮毛业和屠宰业工人、牧民、兽医、从事炭疽防治的专业人员等高危人群。

5.2 综合措施

包括建立完善炭疽病监测和疫情报告系统；加强对高危人群的教育宣传力度，加强基层专业人员培训；高危地区常规开展动物检疫；研发新型高效疫苗等。

6 处置措施

6.1 控制传染源

为防止炭疽疫情扩大蔓延，无论是畜间疫情还是人群间疫情都应该及时确定疫区，采取措施。

6.1.1 畜间疫情

①病畜隔离治疗；②同群牲畜应进行检疫，并开展紧急接种疫苗；③病畜的分泌物、排泄物和环境污染区应进行及时消毒；④治愈或死亡畜均应进行终末消毒；⑤病死畜尸体一定要保持完整，不得随意分割解剖，尸体一律焚烧；⑥接受治疗已经恢复的牲畜应密切观察5 d，复检阴性方可视为健畜。

6.1.2 人群间疫情

①患者就地隔离治疗，不要转往外地。发现肺炭疽患者时，疫点需封锁；②及时消毒患者分泌物和排泄物，入院前的住处和污染区应消毒；③病愈出院或死亡均应做终末消毒处理；④炭疽病死者尸体火化；⑤末例患者痊愈医学观察 14 d 后无新发病例方可解除封锁。

6.2 救治伤病员

炭疽患者的治疗原则是：隔离患者，尽早治疗，早期杀灭体内细菌，中和体内毒素，克服平滑肌痉挛，维持呼吸功能，防止后期并发症。

对于较轻的皮肤炭疽，可以使用青霉素 G 钠盐或普鲁卡因青霉素治疗 5 ~ 7 d；对于严重的皮肤型、胃肠型或肺型炭疽患者，使用大剂量青霉素 G 钠盐或普鲁卡因青霉素，也可合并使用链霉素；对青霉素过敏的患者可选用四环素、金霉素、氯霉素、庆大霉素、头孢菌素和红霉素等。

对于某些重症患者，可以采用抗炭疽血清中和体内毒素，并进行一些对症支持治疗，例如针对感染性休克和弥散性血管内凝血的治疗等。

6.3 处置人群

对于患者的密切接触者要进行登记、检诊，并进行预防接种，必要时进行预防性服药。从事疫区处理的人员要进行免疫接种和预防性服药。要注意观察疫点或疫区内其他人员，必要时也可进行免疫接种和预防性服药。动员疫区内群众对居住环境进行经常性消毒处理。

6.4 消除污染

①对于炭疽患者或病畜污染的场地，可用 5% 甲醛（福

尔马林）按 500 ml/m² 喷洒 3 次，或用 20% 漂白粉水溶液按 200 ml/m² 喷雾作用 1 ~ 2 h；排泄物等按 5：1 稀释污物加漂白粉搅匀，作用 12 h 后处置；②皮毛消毒可用环氧乙烷（97%）、二氧化碳（2%）、十二氟（1%）的混合液体，加热后倒入消毒容器中，经过 48 h 渗透消毒；③污染的粪肥垫草和饲料等应混以适当干碎草，在远离建筑物和易燃品处堆积彻底焚烧；④患炭疽死亡动物污染处的土壤，可用 5% 甲醛溶液 500 ml/m² 消毒 3 次，每次作用 2 h，间隔 1 h；也可用氯胺或 10% 漂白粉乳剂浸渍，处理两次，每次作用 2 h，间隔 1 h；⑤污染用具和各种工具可用 10% 漂白粉液喷雾或擦拭消毒作用30 ~ 60 min 后用清水洗净。

第三节 肉毒毒素中毒

1 概述

肉毒梭菌（*Clostridium botulinum*）属于芽孢杆菌属（*Bacillus*），也称肉毒梭状芽孢杆菌或肉毒杆菌，广泛分布于自然界中，易分离。在缺氧环境中能产生毒性强烈的肉毒毒素（botulinum toxin），可导致人和动物发生肉毒中毒（botulism）。主要通过消化道吸收，引起以肌肉麻痹为特征表现的肉毒中毒。肉毒毒素对人和动物均有高度致病力，可以污染食品、水源，也可以气溶胶形式释放。根据肉毒毒素的抗原性，肉毒梭菌可分成 A、B、C、D、E、F、G 等 7 个型，引起人群肉毒中毒的主要有 A、B、E 型，C、D 型毒素主要是畜、禽和鸟类肉毒中毒的病原。所有人群均易感，若未及时治疗，中毒患者病死率很高。肉毒梭菌产生的肉毒毒素是标准的毒素战剂，也是最早武器化的毒素战剂之一，自美国"9·11"恐怖袭击和"炭疽邮件"恐怖事件后，国际社会便把肉毒毒素列为最有可能被使用的生物恐怖病原之一，现认为其是最危险的生物恐怖剂。

2　生物学与感染量

2.1　生物学

肉毒梭菌是专性厌氧的革兰氏阳性粗大杆菌，两端钝圆，直杆状或稍弯曲，常散在，有时成双或短链状，有周鞭毛，无荚膜，芽孢呈椭圆形，粗于菌体，呈梭状，多位于近极端，使细胞呈汤匙状或网球拍状。肉毒梭菌生长的最适温度为 25 ~ 35℃，培养基的最适 pH 为 6.0 ~ 8.2。

肉毒梭菌可呈活动生长状态（繁殖体）或休眠状态（芽孢），芽孢对热化学药物或放射线的抵抗力极强，需 121℃经 30 min 高压蒸汽杀菌。而繁殖体则极易被破坏，在有氧状态下不能生长，仅能在缺氧状态下生长。

2.2　致病类型

肉毒梭菌的致病因子是其产生的肉毒毒素，除健康皮肤外，肉毒毒素可以穿透任何黏膜。它进入机体后作用于脑及周围神经末梢的肌肉接头处，阻止乙酰胆碱的释放，导致肌肉麻痹。肉毒毒素引起的肉毒中毒通常有三种形式：食源性肉毒中毒（food-borne botulism）、婴儿肉毒中毒（infant botulism）和伤口肉毒中毒（wound botulism）。

2.2.1　食源性肉毒中毒

食品在制作过程中被肉毒梭菌芽孢污染，制成后未彻底灭菌，芽孢在缺氧环境中发芽繁殖，产生毒素，食前又未经彻底加热处理，而导致机体中毒。肉毒中毒的临床表现与其他食物中毒不同，胃肠道症状很少见，不发热，意识清楚，主要为神经末梢麻痹。临床症状初期表现为虚弱、眩晕和头痛等非典型症状，接着出现视物模糊、复视、眼睑下垂、瞳孔散大等眼麻痹症状，然后是吞咽、咀嚼困难，口喉干燥，张口、伸舌等肌肉麻痹症状，后期则出现膈肌麻痹、肌肉松弛、呼吸困难，直至呼吸心搏停止而导致死亡。如及时给予支持疗法与控制呼吸道感染，病死率可从 70% 降低至 10%。存活病人恢复十分缓慢，可从几个月到几年不等。

2.2.2　婴儿肉毒中毒

1976 年美国首先报道。主要发生在 1 岁以下的婴儿，特别是 6 个月以内的婴儿，因其肠道缺乏能拮抗肉毒梭菌的保护性菌群和抑制肉毒梭菌的胆酸等，摄入肉毒梭菌芽孢或被芽孢污染的蜂蜜等食品后，芽孢在肠道发芽、繁殖，产生的毒素被吸收而发病。临床症状与食物中毒类似，但最显著的症状是便秘、吸乳和啼哭无力等。近几年，婴儿肉毒中毒的发病率已超过食源性肉毒中毒，但 80% 以上发生在美国，每年 250 例左右，死亡率 2%。因此，WHO 建议，1 岁以下婴儿勿食用蜂蜜。

2.2.3　伤口肉毒中毒

最早于 1943 年发现，类似破伤风，主要是土壤中的肉毒梭菌芽孢通过伤口感染，进入人体后繁殖成肉毒梭菌并产生肉毒毒素引起。伤口肉毒中毒目前比较罕见。

2.3　生物学特征

细菌的繁殖体对理化因素的抵抗力与一般细菌相同。芽孢对热的抵抗力因菌型和菌株而异，A 型和 B 型抵抗力强，E 型较弱。杀死 A 型和 B 型芽孢 100℃高温 5 ~ 6 h，或 120℃高温 10 ~ 20 min。含氯消毒剂杀死该菌芽孢的浓度和作用时间至少要加倍。

肉毒毒素存在于胞浆中，细菌死亡自溶后游离于胞外，通过内源或外源性蛋白酶作用激活后，形成缺口，单链肉毒毒素转变为双链形式，并呈现强毒性。肉毒毒素是蛋白质毒素，相对分子量150 000，无色、无味、无挥发性，在酸性条件下稳定，碱性条件下易被破坏，不耐热。依抗原性不同，肉毒毒素分为A、B、C、D、E、F、G 7个血清型，人类肉毒中毒主要由A、B和E型毒素引起，C、D型毒素主要引起畜、禽和鸟类中毒。各型肉毒毒素具有相同的作用方式，即通过作用于突触前外周胆碱能神经，抑制末梢神经肌肉接头特殊感受器，阻断乙酰胆碱的正常释放和传递，影响副交感神经系统和其他胆碱能神经支配的生理功能，引起延髓麻痹、肌肉弛缓、呼吸衰竭而死亡。

迄今为止，肉毒毒素是自然界所发现的生物毒素（包括化学毒剂）中毒性最强的物质，据估计，结晶的肉毒毒素A型对普通成年人的致死剂量为70～150 ng，小鼠腹腔注射LD50为0.001 g/kg，其毒性分别是有机磷神经毒剂VX的1.5万倍和沙林（sarin）的10万倍，1 g结晶的肉毒毒素制剂足以杀死100万人和2000亿只小鼠，除健康皮肤外，肉毒毒素可穿透任何黏膜组织。无论以何种方式进入胃肠道，肉毒毒素都必须进入血液循环才呈现致死效应。

3 流行病学

3.1 疾病分布

肉毒梭菌在自然界分布广泛，在任何地区的土壤、江河湖海淤泥、动物的肠道中都可发现此菌踪迹。A～G型菌表现出区域性分布差异倾向。A、B型分布最广，其芽孢广泛分布于自然界，各大洲的许多国家均有检出；E型菌及其芽孢存在于海洋的沉积物、水产动物的肠道内，E 型菌及其芽孢适应于深水的低温，使 E 型菌在海洋地区广泛分布；C、D 型芽孢多存在于动物尸体中，或在腐尸附近的土壤中。

肉毒中毒一年四季均可发生，发病主要与饮食习惯有着密切关系。欧美国家引起肉毒中毒的食物以罐头、香肠、腊肠等肉制品为主；日本等沿海国家主要是由于进食水产品引起；我国则主要是由于进食臭豆腐、豆瓣酱、豆豉和甜面酱等发酵食品引起。肉毒中毒在我国十几个省、自治区、直辖市均有发现，但 80% 病例集中在新疆地区，主要因为家庭自制的豆谷类食品，如臭豆腐、豆豉、豆酱等，这些发酵食品所用的粮和豆类原料常带有肉毒梭菌芽孢，制作时密封于容器中 20～30℃ 发酵。在厌氧菌适合的温度、湿度条件下，肉毒梭菌得以增殖和产毒。

肉毒梭菌类型分布有地区差异。美国以 A 型为主，欧洲以 E 型常见，日本主要为 E 型，我国则以 B 型为主，A 型次之。迄今为止，我国已有 19 个省（自治区、直辖市）发生肉毒食物中毒，但绝大多数发生在新疆、青海等西部地区。据新疆统计，80% 以上的中毒患者是食用发酵豆制品（如臭豆腐、豆瓣酱等）引起，由发酵面制品（如甜面酱等）引起的占 10% 左右。而国外引起肉毒中毒的食物以罐头、腊肠和腌制的海产品等肉制品为主。除肉毒梭菌外，还发现巴拉特梭菌（*C. baratii*）、酪酸梭菌（*C. butyricum*）也可产生肉毒毒素引起肉毒中毒。

产肉毒毒素的肉毒梭菌为可形成芽孢的革兰氏阳性杆菌，广泛分布于土壤、海洋沉积物和家畜粪便中，亦可附着于水果、蔬菜和谷物上，可呈活动生长状态（营养细胞）或休眠状态（芽孢）。如果有一种食品受到污染，其条件又适于该菌的生长，则将产生大量营养细胞，并产生肉毒毒素。食入后，肉毒毒素经小肠吸收，进入循环系引起中毒。所以，肉毒中毒是一种毒素型食物中毒，而非感染型食物中毒，不会导致二次污染和中毒。

3.2 感染途径

自然感染途径主要是经消化道摄入、呼吸道吸入、伤口或眼等吸收而导致机体中毒，是一种毒素型食物中毒，而非感染型中毒。生物恐怖袭击事件通过污染食物和水源，或小范围气溶胶方式释放，导致受袭者因摄入受污染的食物、水或经呼吸道造成肉毒中毒。例如，在1984年，恐怖组织用肉毒毒素污染罐装橘汁导致美军两艘潜水艇和潜水艇基地63人中毒和50人死亡的事件。肉毒梭菌因产生致死性肉毒毒素已被公认为最危险的生物恐怖病原之一。

肉毒梭菌芽孢污染食物和水源也可致机体中毒，但效果受环境影响较大，因为肉毒梭菌芽孢与炭疽杆菌（*Becllus anthracis*）芽孢不同，其芽孢本身无致病性，我们每天都有可能随食物摄入这种细菌芽孢，但因其不能在人肠道中产生毒素，故不会发生肉毒中毒。只有食用了受到芽孢污染而又有适宜条件使其发芽、繁殖生长、分泌毒素的食物，才会致病。

中毒途径与方式包括食源性肉毒中毒（food-borne botulism）、婴儿肉毒中毒（infant botulism）和伤口肉毒中毒（wound botulism）。

我国每年主要发生食源性肉毒中毒。近年来，美国等发达国家婴儿肉毒中毒的发病率已超过食源性肉毒中毒，美国每年250例左右，死亡率2%。

3.3 潜伏期

通常为12～48 h，最快2 h，最长10 d。食源性肉毒中毒潜伏期从2 h到10 d以上均有，一般为12～48 h。

3.4　致病性

肉毒毒素是已知毒物中毒性最强的一种。人对 A 型肉毒毒素经口的致死剂量是化学神经毒素沙林的 140 倍，比经呼吸道强 500 倍。瑞典化学和生物战防护研究所估计，人吸入 A 型肉毒毒素气溶胶致死剂量约为 0.3 μg。

4　诊断

4.1　流行病学

摄食可疑食品（尤其是罐头、腌制、发酵等食品）和同食者集体发病史（包括家庭或某一区域小范围群发）。

4.2　临床表现

有典型的临床症状，如眼肌麻痹，视物模糊、复视、眼睑下垂，吞咽、咀嚼困难、言语不清，口喉干燥、张口伸舌和呼吸困难等肌肉麻痹症状。但散发肉毒中毒的病例易与其他神经肌肉失常（如吉兰 - 巴雷综合征、肌无力和阿托品中毒等）相混淆，临床上应注意区别。食源性肉毒中毒的临床表现与其他食物中毒不同，胃肠道症状很少见，不发热，意识清楚，主要为神经末梢麻痹。临床症状为视物模糊、复视，吞咽、咀嚼困难，严重者膈肌麻痹、呼吸衰竭而死亡。婴儿肉毒中毒最显著的症状是便秘、吸乳和啼哭无力等。伤口肉毒中毒类似于破伤风，比较罕见。

4.3　检测

从患者的血液、呕吐物和粪便以及可疑食品等样品中检测出肉毒梭菌或肉毒毒素是最可靠的诊断，但通常可能不做。

4.3.1　采样

对于患者，应采集其血液、粪便。采集其他发生地的污染物，如土壤、食品和水等。

4.3.2　现场检测

如果有供现场使用的快速检测方法，如胶体金免疫层析检测卡，固体标本可用蒸馏水或洁净饮用水简单处理成溶液状态，进行初步检测，血液和水等标本可直接进行检测。

4.3.3　实验室检查

对送检的疑似标本作进一步的检测与鉴定。可供使用的方法如下。

4.3.3.1　病原学分离

将粪便、食物等疑似标本先 80℃ 加热 10 min，杀死标本中所有的细菌繁殖体，并把加热处理的标本接种于庖肉培养基或 TPYG 培养基，分别于 26 ～ 35℃ 静止培养 7 d 进行增菌，然后进行常规染色、镜检，观察细菌形态是否为非典型的肉毒梭菌。注意操作时要迅速，不要长时间接触空气，最好在缺氧条件下操作。

4.3.3.2　动物实验

培养物滤液或可疑食物、呕吐物悬液的上清液可做小鼠生物学实验、禽眼睑注射实验和免疫学实验鉴定等。

①小鼠致死生物学实验：可将培养物滤液或食物悬液上清分成两份，其中一份与抗毒素混合，然后分别注射进小鼠腹腔，如果抗毒素处理小鼠得到保护，而未经抗毒素处理的小鼠全部死亡，则表明有肉毒毒素存在。目前，该法是国际公认的肉毒毒素标准检测方法，需 24 ～ 96 h。②禽眼睑注射实验：视禽的大小（也可用家雀、鸽），在其内眼角下方的眼睑皮下注射 0.1 ～ 0.3 ml 处理标本的上清液，1 ～ 10 h 若出现眼睑闭合，而生理盐水或加热灭活对照组未出现眼睑闭合，可判定为阳性。这个方法是军事医学科学院微生物流行病研究所建立的特异性的动物实验法。

4.3.3.3　间接或夹心 ELISA

测定 450 nm 处吸光值（A_{450}），若标本组与阴性对照组的 A_{450} 比值大于 2.1，即可判为阳性结果。这个方法是美国官方分析化学师协会（AOAC）批准的第三个官方认可的检测方法。

4.3.3.4　免疫 PCR

在琼脂糖凝胶上检测特异性目标核酸带，若标本组出现目标核酸带，而阴性对照组未出现，则可判为阳性结果。

4.3.3.5　血清学检查

通常血清抗体的检测对肉毒中毒的确诊没有意义，因为极少量肉毒毒素即可导致中毒，而患者很少能产生抗体。

4.4　诊断标准

4.4.1　疑似病例

有流行病学接触史，或无流行病学接触史但有典型的临床表现。

4.4.2　确诊病例

疑似病例伴有小鼠致死生物学实验、禽眼睑注射实验、间接或夹心 ELISA 任一项阳性，或 PCR 查到特异性目标核酸。

5　预防措施

5.1　免疫预防

目前只有美国、德国和俄罗斯等少数国家研制和储存有单价和多价的肉毒毒素类毒素疫苗，推荐的接种时间为 0、2、12 周及 1 年后加强免疫一次，一般 90% 的接种者可产生保护性抗体，保护期最长可维持 30 年。但主要用于高危实验室的工作人员和执行特殊任务的军人预防接种，美国疾病预防控制中心（CDC）不建议列入国家的免疫接种计划。中毒后可使用肉毒抗血清治疗。

5.2 注意食品卫生

加强对食品卫生的管理和监督，尤其是腌腊、发酵和罐装豆类、肉类等食品的安全卫生。推荐家庭腌制或发酵的食物应低温保存，防止芽孢发芽，食用前煮沸 6 ~ 10 min。大力宣传正确的食品加工、消毒方法。

5.3 预防婴儿感染

注意保持婴儿所处环境及其食品的清洁卫生，避免摄入肉毒梭菌芽孢。据美国 CDC 蜂蜜产品的调查结果显示，肉毒梭菌芽孢检出率为 25%。在美国，有 15% 的婴儿肉毒中毒原因是食入被肉毒梭菌芽孢污染的蜂蜜食品，因婴儿肠道的特殊环境及缺乏保护性菌群和抑制肉毒梭菌的胆酸等，使芽孢在肠道发芽、繁殖，产生的肉毒毒素被吸收而致病。建议 1 岁以内的婴儿禁止食用罐装蜂蜜等食品。

5.4 预防恐怖袭击

若发生肉毒毒素气溶胶恐怖攻击，应佩戴防护面具或高效微粒空气（HEPA）过滤防护口罩。

6 处置措施

6.1 伤病员救治

使用抗毒素是唯一的特异性治疗方法。目前，我国储备有抗肉毒毒素马血清产品。

确诊后，迅速使用单价或多价马血清抗毒素。注射前应在患者前臂处行皮内过敏试验（剂量为 10 倍稀释的 0.1 ml 抗毒素溶液），抗毒素使用时机越早，治疗效果越好。皮试阳性者，应采取皮下脱敏试验后再行治疗。由于有了抗毒素，中毒患者的病死率已降至 10%，但存活病人恢复比较缓慢，需数月之久。由于不易区分中毒者的毒素类型，临床常采用多价马血清进行治疗。

不能马上给予特异性抗血清时，可先使用氯丙嗪或川楝素来缓解中毒症状。有报道羊栖菜或海蒿子的热水提取物对肉毒中毒的小鼠有一定的治疗效果，且随着给药剂量的增加，效果相应提高。对婴儿肉毒中毒，主要以输液给予大剂量维生素 B 复合物的支持疗法为主，不建议使用抗毒素，以防止过敏反应和血清病发生危及生命。

也可根据患者临床表现对症处置，支持治疗。

6.2　肉毒毒素特征

肉毒毒素不耐热，无皮肤渗透毒性，也无传染性，所以，中毒患者不需隔离。

6.3　污染区划定

一般中毒事件不划定疫区。但受到肉毒毒素攻击时，应根据病例发生情况和污染程度划定并封锁污染区，防止人员误入。

6.4　污染消除

6.4.1　食物和饮用水

通过煮沸 10 min 灭活肉毒毒素。

6.4.2　物体表面

用 0.5% 次氯酸钠或 2% NaOH 擦拭、喷雾或紫外线照射消除毒素。

6.4.3　地面

用 1∶10 漂白粉消毒。

6.4.4　室内

气溶胶污染时立即封闭，并用 2%NaOH 喷雾和紫外线照射污染区域，24 h后再进行终末消毒。

6.4.5　皮肤和衣物

用普通肥皂水彻底冲洗，可除去99.9%的毒素污染物。

6.5　疫情报告

接收了肉毒中毒的疑似或确诊病例都应立即按照传染病疫情报告的规定，及时向当地疾病预防控制机构和卫生行政部门报告。

第二章　化学毒剂损伤诊治

第一节　概　论

1　基本定义

1.1　毒物

是指在一定条件下，较小剂量即可对机体产生损害作用或使机体出现异常反应的外源性化学物。

1.2　化学毒剂

是指具有剧烈毒性，能大规模毒害或杀伤人畜的毒物，具有特定的物理、化学性质，是构成化学武器的基础。

1.3　中毒

是指毒物与机体接触或进入机体后，与机体发生相互作用，引起暂时或永久的功能性或器质性损害，甚至危及生命的过程。

1.4　化学毒剂损伤的诊治

是指在化学战、化学恐怖袭击及化学突发事件的条件下，人员由于接触化学战剂所引起急性中毒的诊断与救治。

2 诊断原则

2.1 诊断依据

主要依据中毒史、典型中毒症状及体征，结合毒检和临床检验结果，综合进行诊断。

2.2 分级标准

2.2.1 接触反应

有短期暴露史，或接触致伤潜伏期较长的毒剂后，当时无明显中毒症状出现，或仅有轻度症状而无相应靶器官（系统）损伤的阳性体征和实验室检查异常，经医学监测病情未进一步发展者。

2.2.2 轻度中毒

出现接触毒剂所致相应靶器官（系统）轻微损害的临床表现者。

2.2.3 中度中毒

在轻度中毒症状基础上，具有下列情况之一者：①出现中毒所致两个及以上器官（系统）轻度器质性损伤；②出现中毒所致相应靶器官（系统）功能不全。

2.2.4 重度中毒

在中度中毒症状基础上，具有下列情况之一者：①出现中毒所致多器官（系统）功能不全；②出现中毒所致相应靶器官（系统）功能衰竭；③急性中毒留有较重的后遗症者。

3 救治原则

3.1 现场急救

3.1.1 先防护、再撤离

采用个体防护、局部洗消等紧急措施，防止伤员或暴露人员继续接触毒剂；如无特殊情况，尽快协助染毒伤员迅速撤离染毒区域。

3.1.2　特殊情况处理

伤员出现下列情况之一，可实施现场急救：①神经性毒剂或全身中毒性毒剂重度中毒伤员，立即给予特效解毒剂；②呼吸、心跳暂停伤员，立即实施心肺复苏；③严重复合伤伤员，立即实施包扎、止血、固定。

3.2　紧急救治

3.2.1　先分流、再洗消

首先对从染毒区撤离的暴露人员进行一次分类，区分伤员及非伤员，确定中毒伤员收容及洗消先后顺序；然后立即对染毒伤员实施局部及全身洗消，去除伤员沾染毒剂。对于严重中毒伤员，先救命、后洗消，或边洗消、边救治。

3.2.2　先分类、再后送

首先依据伤情对洗消后的伤员进行二次分类，确定继续救治、留观及后送伤员的先后顺序；随后将伤情平稳伤员后送至指定医院救治；对于已出现或在后送途中可能出现危及生命体征的严重中毒伤员，继续救治或留观，至伤情平稳后，后送救治。

3.3　院内治疗

3.3.1　对因治疗与对症治疗相结合

针对引发中毒原因及中毒症状及早、迅速实施对因、对症治疗，标本兼治。

3.3.2　支持治疗与预防治疗相结合

采用多种综合治疗措施，提高伤员免疫力，减轻或避免中毒引发各种并发症。

3.3.3 生理治疗与心理治疗相结合

在促进伤员伤情恢复的基础上，兼顾开展伤员心理问题疏导。生理治疗为主，心理治疗为辅。

第二节 神经性化学毒剂损伤

1 基本定义

1.1 神经性毒剂

是经典化学战剂中毒性最强的致死性、速杀性毒剂，其毒理作用主要是抑制体内胆碱酯酶活性，导致后者丧失水解乙酰胆碱功能，引起乙酰胆碱大量蓄积，出现胆碱能神经过度兴奋，产生一系列中毒症状和体征。由于它们都是有机磷酸酯类化合物，又称为有机磷胆碱酯酶抑制剂或有机磷毒剂。军用毒剂的主要代表有塔崩（GA）、沙林（GB）、梭曼（GD）和维埃克斯（VX），民用毒物的主要代表有敌敌畏、氧化乐果等各类有机磷农药。

1.2 抗胆碱能药物

是一类能够阻断过量乙酰胆碱对效应器作用的药物，是乙酰胆碱的生理对抗剂。这类药物主要有：阿托品，能解除毒蕈碱样症状；盐酸戊乙奎醚（长托宁），除能解除毒蕈碱样症状外，还能解除烟碱样症状。

1.3 胆碱酯酶重活化剂

是一类与胆碱酯酶亲和力大的药物，能竞争性结合被神经性毒剂抑制的胆碱酯酶，使其恢复催化乙酰胆碱水解的活性，即重新活化，具有此种功能的药物称为胆碱酯酶重活化剂，简称重活化剂。如氯解磷定、碘解磷定等。

2 诊断原则

2.1 诊断依据

主要依据中毒史，缩瞳、肌颤、流涎及多汗等典型中毒症状，全血胆碱酯酶活性和毒检结果综合进行诊断。在现场无条件时，主要依据典型中毒症状进行诊断。

2.2 分级标准

2.2.1 轻度中毒

以轻度毒蕈碱样和中枢样症状为主，烟碱样症状不明显。主要表现为瞳孔缩小，胸闷，流涕、流涎、多汗，恶心，呕吐；不安、无力感，头痛、头晕等；无肌颤或仅有局部肌颤。全血胆碱酯酶活性下降为正常值的 50% ~ 70%。

2.2.2 中度中毒

上述症状加重，并出现较明显的烟碱样症状。主要表现为呼吸困难，伴有哮喘及轻度发绀，大汗，腹痛、腹泻；嗜睡，注意力不集中，记忆力减退，反应迟钝或抑郁等；有明显的肌颤，言语不清，走路不稳等。全血胆碱酯酶活性下降为正常值的 30% ~ 50%。

2.2.3 重度中毒

比上述症状更重，并出现呼吸极度困难、严重缺氧发绀；全身广泛性肌颤；大小便失禁、惊厥、昏迷及呼吸循环衰竭。全血胆碱酯酶活性下降为正常值的 30% 以下。

3　现场救治

3.1　紧急注射解毒剂

3.1.1　抗毒急救复方

用于自救互救和中毒早期急救的治疗。主要包括复方氯解磷定注射液、神经性毒剂急救注射液和抗神经毒自动注射针。其中，抗神经毒自动注射针内部盛装药液成分与神经性毒剂急救注射液相同。上述复方均采用肌内注射；轻度中毒1支，中度中毒1～2支，重度中毒2～3支，1 h后可酌情重复注射1～2支，直至主要中毒症状消失和全血胆碱酯酶活性恢复和稳定在正常值的50%或60%以上。

3.1.2　阿托品

一般情况下阿托品静脉注射1～4 min即可发挥作用，8 min效果达到峰值，全身性作用可维持2～3 h。首剂用量：轻度中毒2～4 mg；中度中毒4～10 mg；重度中毒10～20 mg。一般首次给药10 min未见症状缓解即可重复给药，严重患者每5 min即可重复给药。重复剂量多采用中度、轻度剂量，达"阿托品化"后给予维持量。维持量：轻度中毒0.5 mg，每4～6 h 1次；中度中毒0.5～1 mg，每2～4 h 1次；重度中毒0.5～1 mg，每1～2 h 1次；中毒好转后逐步减量至停用。

"阿托品化"指标包括：口干、皮肤黏膜干燥、颜面潮红、肺部啰音显著减少或消失，瞳孔较前扩大，心率90～100次/分等。需要注意的是，目前临床"阿托品化"的指标仅作为参考指标，不能盲目要求达标而无限制使用阿托品，应警惕发生阿托品过量或中毒。

3.1.3　盐酸戊乙奎醚（长托宁）

首剂用量：轻度中毒 1 ～ 2 mg；中度中毒 2 ～ 4 mg；重度中毒 4 ～ 6 mg。维持剂量：轻度中毒 1 mg，每 12 h 1 次；中度至重度中毒 1 ～ 2 mg，每 8 ～ 12 h 1 次。

用药达标指征（"长托宁化"）：口干、皮肤干燥、肺部啰音减少或消失，心率和瞳孔不作为其判断指标。

3.1.4　氯解磷定

首选胆碱酯酶重活化剂。一般宜肌内注射，也可静脉缓慢注射。首次剂量：轻度中毒 0.5 ～ 1.0 g；中度中毒 1.0 ～ 2.0 g；重度中毒 1.5 ～ 3.0 g。随后以 0.5 ～ 1.0 g 每 2 h 1 次肌内注射，根据病情酌情延长间隔时间，疗程一般 3 ～ 5 天，严重病例可适当延长用药时间。

3.1.5　碘解磷定

无法获得氯解磷定时可选用碘解磷定。首次剂量：轻度中毒 0.4 g；中度中毒 0.8 ～ 1.2 g；重度中毒 1.0 ～ 1.6 g。

3.2　防护

现场应给暴露人群及伤员佩戴防毒面具，更换失效防毒面具。

3.3　去污染

①眼被液态毒剂污染时，在染毒区内应尽可能屏住气，迅速用清水冲洗，然后立即佩戴防毒面具；②伤口染毒时，立即在伤口近心端扎止血带，并用清水冲洗；③皮肤染毒时，采用物理吸附方式进行局部消毒。

3.4　紧急救治

①维持呼吸功能。清除口、鼻腔分泌物，保持呼吸道通畅；对出现发绀及呼吸困难伤员，有条件时给予氧气吸入；呼吸衰

竭或停止时，立即行正压人工呼吸。②维持循环功能。心搏停止时，立即行胸外按压，并按常规心肺脑复苏处理。

4 院内治疗

4.1 洗消

对暴露皮肤、黏膜及全身进行彻底洗消；对染毒伤口进行充分冲洗，彻底清创，延期缝合。

4.2 抗毒治疗

4.2.1 抗胆碱能药物

如伤员经急救后仍有缩瞳、流涎、出汗、腹痛、肠鸣音亢进、腹泻、呼吸困难等中毒症状表现，应继续给予阿托品、长托宁等解胆碱能药物进行治疗。用药原则是早期足量，维持"阿托品化"或"长托宁化"，给药剂量及间隔时间应根据病情决定，同时注意防止给药过量所引发的严重毒副作用。

4.2.2 胆碱酯酶重活化剂

如伤员经急救后仍有或重复出现肌颤、呼吸肌麻痹等烟碱样症状，且全血胆碱酯酶活性在正常值的 50% 以下时，应根据症状轻重尽早继续给予氯解磷定等重活化剂进行治疗。

4.3 维持呼吸、循环功能

4.3.1 呼吸衰竭的治疗

①保持安静、保暖，仰卧位；②保持呼吸道通畅，清除气道内堆积的分泌物和支气管沉积物；③合理氧疗，对轻度、中度及重度呼吸衰竭伤员，可分别依次采用面罩给氧、无创持续正压通气、气管插管后给予有创机械通气等方式进行救治。

4.3.2 循环衰竭的治疗

积极补液、扩容抗休克治疗，必要时应用血管活性药物。

4.4 支持治疗

①保持伤员安静和控制惊厥；②缓解或消除眼中毒症状；③维持水、电解质和酸碱平衡；④防治感染。

4.5 加强护理

安静，保暖，密切观察病情和全血胆碱酯酶活性。对重度中毒或胆碱酯酶活性低于正常值50%的伤员，应特别注意呼吸、心率、血压和胆碱酯酶活性的变化，延长治疗观察时间，防止病情突变。

第三节　窒息性化学毒剂损伤

1　基本定义

窒息性化学毒剂，又称肺刺激剂、肺损伤性毒剂，是一类主要损伤呼吸道和肺，引发肺损伤、肺水肿，导致机体产生急性缺氧、窒息乃至死亡的致死性毒剂，主要代表有光气、氯气等。

2　救治原则

反复评估，及时治疗。

3　诊断原则

3.1　诊断依据

根据中毒史、急性呼吸系统损害的临床症状表现，结合胸部 X 线片或 CT、动脉血气分析等实验室检查及现场环境检测或毒检结果综合判断。

3.2 分级标准

3.2.1 接触反应

出现一过性眼和上呼吸道黏膜刺激症状，肺部无阳性体征，胸部 X 线片表现无异常改变。

3.2.2 轻度中毒

咳嗽、气短、胸闷或胸痛，肺部可有散在干、湿性啰音。胸部 X 线片表现为肺纹理增强或伴边缘模糊。以上表现符合支气管炎或支气管周围炎。

3.2.3 中度中毒

具有下列情况之一者：①胸闷、气急、咳嗽、咳痰等，可有痰中带血，常伴有轻度发绀，两肺出现干、湿性啰音，胸部 X 线片表现为两肺中、下肺野可见点状或小斑片状阴影，符合急性支气管肺炎表现；②胸闷、气急、咳嗽、咳痰较严重，两肺呼吸音减弱，可无明显啰音，胸部 X 线片表现为肺纹理增多、肺门阴影增宽、境界不清、两肺散在小点状阴影和网状阴影，肺野透明度减低，常可见水平裂增厚，有时可见支气管袖口征或克氏 B 线，符合急性间质性肺水肿表现；③血气分析常为轻度或中度低氧血症。

3.2.4 重度中毒

具有下列情况之一者：①明显呼吸困难、发绀，频繁咳嗽、咯白色或粉红色泡沫痰，两肺有广泛的湿性啰音，胸部 X 线片表现为两肺野有大小不一、边缘模糊的小片状、云絮状或棉团样阴影，有时可融合成大片状阴影或呈蝶状分布，血气分析显示 $PaO_2/FiO_2 \leq 300$ mmHg，以上表现符合弥漫性肺泡性肺水肿或中央性肺泡性肺水肿；②比上述情况更为严重，呼吸频数＞28次/分或（和）呼吸窘迫，胸部X线片显示两肺呈融合的大片状阴影，血气分析显示$PaO_2/FiO_2 \leqslant 200$ mmHg，以上表现符合急性呼吸窘迫综合征（ARDS）；③窒息；④并发气胸、纵隔气肿；⑤严重心肌损害；⑥休克；⑦昏迷。

3.2.5 闪电型中毒

短时间内吸入极高浓度毒剂，迅速出现反射性呼吸、心搏停止等严重中毒症状表现，直至死亡。

4 现场救治

①佩戴或更换失效防毒面具，防止继续吸入，迅速撤离染毒区；②尽量减少活动，降低耗氧量，保持安静、保暖；③如出现呼吸困难、咳嗽加重，有条件时给氧；④保持呼吸道通畅，必要时行气管插管或气管切开；⑤尽早后送，后送前应去除伤员衣服避免引起伤员或其他人员二次中毒。

5 院内救治

采用综合对症支持治疗，主要原则是纠正缺氧、防治肺水肿、防治心血管功能障碍、控制感染和对症处理。

5.1 保持呼吸道通畅

注意保持伤员呼吸道通畅，必要时气管插管，插管困难时可紧急气管切开或环甲膜穿刺。

5.2 氧疗

根据病情可采用鼻导管、普通面罩、文丘里面罩、储氧面罩等方式合理给氧，但应避免高氧血症可能的危害。初始氧合目标一般维持无创指氧饱和度为94%～98%，有二氧化碳潴留高危因素的伤员无创指氧饱和度可降为88%～93%。

5.3　呼吸支持

对合并 ARDS 的伤员应尽早进行呼吸支持。根据病情，可选用经鼻高流量氧疗、无创正压通气、有创机械通气等方式给予呼吸支持。注意，应用有创机械通气时应采用"小潮气量通气""高呼气末正压通气（PEEP）""允许性高碳酸血症"的保护性通气策略。

5.4　药物治疗

5.4.1　糖皮质激素

早期、足量、短程应用糖皮质激素。轻度中毒：可予甲泼尼龙 40 ～ 80 mg/d，疗程 3 天；中度中毒：甲泼尼龙 160 ～ 240 mg/d，疗程 3 ～ 5 天；重度中毒：初始甲泼尼龙 500 mg/d，视病情 1 ～ 3 天内减半，疗程 5 ～ 10 天。

5.4.2　支气管舒张剂

一般与激素雾化联用，改善气道顺应性。

5.4.3　抗氧化剂

常用抗氧化剂包括：N- 乙酰半胱氨酸、谷胱甘肽、维生素 C、乌司他丁等。通常早期与激素联用，疗程与糖皮质激素相近。

5.4.4　抗菌药物

存在感染相关证据时，根据感染部位、症状轻重、病原菌种类合理选用抗生素。

5.5　液体控制

在维持血流动力学稳定的前提下，应采取严格控制液体输入量的治疗策略。

5.6　脏器支持

在最佳机械通气策略下仍无法纠正低氧血症的 ARDS 伤

员，有条件可应用 ECMO 治疗。

5.7 对症治疗

①对于有结膜充血、角膜溃疡的伤员，应第一时间请眼科医师会诊协助处理；②注意合理应用镇痛镇静药物、维持水电解质及酸碱平衡、营养支持、保护重要脏器等。

第四节 糜烂性化学毒剂损伤

1 基本定义

糜烂性毒剂又称起疱剂，是一类化学战剂，通过皮肤、眼、呼吸道及消化道等途径使人中毒，直接损伤组织细胞，引起皮肤、黏膜炎症、坏死、糜烂，吸收后造成全身中毒，主要代表是芥子气（HD）。

2 诊断原则

2.1 诊断依据

根据中毒史、以皮肤损伤为特征的中毒症状，结合毒剂侦检和实验室检查结果，综合分析做出诊断。

2.2 分级标准

2.2.1 皮肤损伤

常发生在身体暴露处及会阴、腋窝和腘窝等皮肤薄嫩、敏感部位。潜伏期后出现红斑，损伤轻时红斑逐渐减退，损伤严重时通常于红斑出现后出现水疱，数日后水疱破裂形成溃疡。严重损伤时可不发生水疱，形成凝固性坏死。损伤分度可按普通烧伤的三度四分法，详见表2-4-1。

表2-4-1　芥子气皮肤中毒损伤分度

分度	潜伏期(h)	症状	体征	持续时间
Ⅰ度	10 ~ 12或更久	烧灼感，刺痒，疼痛	局部性或弥漫性轻度红斑	5 ~ 10 d
浅Ⅱ度	6 ~ 12	水疱区明显疼痛	中毒后12 ~ 24 h发生小水疱，随后2 ~ 3 d内继续出现水疱，水疱排列成项链状或成融合性大水疱，疱皮薄，疱液由透明变浑浊，周围有红晕	3 ~ 4 w
深Ⅱ度	2 ~ 6	水疱区剧烈疼痛	中毒后3 ~ 12 h发生深层水疱，融合性大水疱疱皮较厚，疱液呈胶冻状	6 ~ 8 w
Ⅲ度	2 ~ 6或更短	坏死区周边部位疼痛	中毒后数小时，损伤部位中央呈白色或黑褐色坏死区，坏死区发凉，痛觉减退或消失，周围常有红斑和水疱	8 w以上

2.2.2　眼损伤

潜伏期后出现不同程度的结膜炎、眼睑炎和角膜炎等症状。液滴染毒常致重度中毒，可引起虹膜睫状体炎，角膜溃疡、坏死，甚至穿孔。芥子气眼中毒损伤分度详见表2-4-2。

表2-4-2　芥子气眼中毒损伤分度

分度	潜伏期（h）	症状	体征	持续时间
轻度	4～12	刺痛，烧灼感，轻度流泪，畏光	结膜充血，眼睑轻度肿胀	2～14 d
中度	3～6	疼痛，烧灼感、异物感明显，大量流泪，畏光，暂时性失明	结膜充血，眼睑高度水肿，分泌物多，角膜轻度混浊，角膜浅层溃疡	数周
重度	＜3	剧痛，明显流泪，畏光，暂时性失明	眼睑高度水肿、结膜明显充血、角膜浑浊	数月
极重度	＜3	剧痛，大量流泪，畏光，个别永久性失明	眼睑高度水肿、结膜明显充血糜烂、角膜浑浊、玻璃体浑浊或眼底病变	数月

2.2.3　呼吸道损伤

上呼吸道损伤程度一般较下呼吸道重。潜伏期后中毒症状为急性鼻咽喉炎、气管炎、支气管肺炎等症状，严重时可致出血和伪膜性气管、支气管炎。芥子气呼吸道中毒损伤分度见表2-4-3。

表2-4-3　芥子气呼吸道中毒损伤分度

分度	潜伏期（h）	症状	体征	持续时间
轻度	＞12	流涕，咽干，咽痛，咳嗽，少量黏痰，头痛	低热，鼻咽部轻度充血	2 w

续表

分度	潜伏期（h）	症状	体征	持续时间
中度	6 ~ 12	上述症状较重，胸闷，胸痛，咳黏稠血丝痰或脓性痰，声哑	体温38 ~ 39℃，呼吸、脉搏加快，鼻咽部明显充血水肿，肺部干、湿性啰音，胸部X线片显示肺纹理增粗	1 ~ 2 m，继发感染恢复时间较长
重度	＜6	上述症状更重，咽痛剧烈，失声，痰中带血，胸痛	体温39 ~ 40℃，呼吸、脉搏加快，鼻翼翕动，发绀，两肺布满干、湿性啰音，胸部X线有斑片状阴影	数月
极重度	＜6	上述症状更重，咽痛剧烈，失声，咳出片状或环状伪膜	高热，肺弥漫性啰音，胸部X线片显示两肺有斑片状阴影或实变影	数月

2.2.4 消化道损伤

误食芥子气染毒水或食物后可导致消化道中毒。中毒后潜伏期较短，很快出现口腔和消化道的急性炎症、出血和坏死，并常伴有不同程度的全身吸收中毒。芥子气消化道中毒损伤分度见表2-4-4。

表2-4-4 芥子气消化道中毒损伤分度

分度	潜伏期	症状	体征	持续时间
轻度	约1 h	恶心，呕吐，流涎，厌食，上腹痛甚至全腹痛，腹泻	唇、舌、牙龈和口腔黏膜充血水肿，粪便隐血试验阳性	数天

续表

分度	潜伏期	症状	体征	持续时间
中度	约 1 h	上述症状加重，吞咽困难，语言障碍	口腔黏膜明显充血水肿，有糜烂和溃疡，柏油样便	数周
重度	约 1 h	上述症状更重，血性腹泻	在出现上述体征的同时伴有休克	数月

2.2.5 全身吸收中毒

较大面积皮肤、消化道食入和呼吸道吸入染毒，都可引起全身吸收中毒。潜伏期后出现不同程度的神经、消化、血液和心血管系统中毒症状和体征，早期有恶心、呕吐、食欲缺乏、头痛、头晕。外周血白细胞计数暂时增加，2～3 d 后迅速减少。中毒越严重，白细胞减少越明显，细胞质量改变和淋巴细胞减少亦越明显。严重中毒时心律失常，血压下降，白细胞极度减少，红细胞和血小板也明显减少。中性粒细胞和淋巴细胞形态上可见核浓缩、核破碎、异形，可见胞浆空泡或中毒颗粒。芥子气全身吸收中毒分度见表 2-4-5。

表2-4-5 芥子气全身吸收中毒分度

分度	潜伏期（h）	症状	白细胞计数（×10⁹/L）	白细胞中毒颗粒	粪便隐血	持续时间
轻度	4～12	全身不适、恶心、呕吐、食欲差	> 3.5	0	阴性	5～10 d
中度	4～12	上述症状较重，腹痛、便秘或稀便、发热、烦躁不安或精神抑郁、嗜睡	2.5～3.5	有中毒颗粒	阳性	数周至数月

续表

分度	潜伏期(h)	症状	实验室检查		粪便隐血	持续时间
			白细胞			
			计数(×10^9/L)	中毒颗粒		
重度	< 12	上述症状加重,拒食、腹痛、腹泻、稀便、血便、高热、寡言、淡漠、嗜睡、夜间惊叫,神志不清	< 2.0	中毒颗粒明显增加	阳性	数月
极重度	< 12	上述症状加重,腹痛、腹泻、血便、高热、神志不清、休克	< 2.0	中毒颗粒明显增加	阳性	数月

3 现场救治

①给暴露人群及伤员佩戴防毒面具后搬运、疏散至安全区域。②伤口染毒时,先用纱布、干棉球去除伤口内液滴毒剂,后用清水对伤口反复冲洗;肢体部位应在伤口近心端扎止血带。③眼染毒时,在染毒区先尽量屏住呼吸,迅速用清水冲洗,再戴防毒面具。④皮肤染毒时,采用军用毒剂消毒包或含有氧化、氯化作用的消毒剂溶液进行消毒,然后用水洗净。⑤误服染毒水和食物时,立即刺激舌根反复引起呕吐,有条件时,及早用清水及 2% 碳酸氢钠等彻底洗胃。⑥已撤离染毒区伤员应脱去染毒服装,补充洗消,有条件时进行全身洗消。⑦伤情平稳后,后送治疗。

4　院内治疗

4.1　皮肤中毒治疗

治疗原则基本同热烧伤。原则是止痒、止痛、保护创面、预防和治疗感染、促进创面愈合。禁用刺激性药物。会阴部损伤应采用暴露疗法。

4.1.1　红斑

①局部涂敷抗炎、消肿、清凉止痒外用药，如糖皮质激素类或非激素类霜剂、炉甘石洗剂、3% 硼酸水或其他止痒消炎剂等。②红斑面积较大时可口服抗过敏药物，避免压迫、摩擦、搔抓等各种机械性刺激。

4.1.2　水疱

①小水疱无需处理，待其自行干燥吸收即可。大水疱有胀痛时，应低位穿刺排液。②对破溃或疱液凝固的水疱，无菌消除疱皮和凝固的疱液，然后覆盖或包扎。

4.1.3　溃疡

治疗原则同普通热烧伤。必要时可采取如下措施：①有明显炎症及坏死组织的创面，应采用抗感染和去腐生新的措施；②重组表皮生长因子对促进创面愈合有一定作用，肝素钠可减轻创面刺激症状，对功能部位或深Ⅱ度以上的损伤或溃疡，应尽量保护创面，待全身情况好转时植皮。避免使用刺激性大的药物。

4.1.4　会阴部创面

注意加强护理，防止大小便污染。并在暴露创面的情况下采用如下措施：①未溃烂时可涂少许液状石蜡等，溃烂后用抗生素溶液间断喷涂、湿敷，或用抗生素油纱布敷盖；②深度溃疡感染创面，早期尽量保护创面，待全身情况好转时削痂植皮。

4.2　眼中毒治疗

治疗原则同一般眼化学烧伤。

4.2.1　防治感染

用抗生素眼药水滴眼，轻度和中度损伤时，可与糖皮质激素类眼药水交替使用。眼肿胀严重时可用抗生素眼膏。

4.2.2　对症处理

眼痛或眼睑痉挛时，用 0.5% 地卡因滴眼；有角膜溃疡时应使用散瞳剂并进行抗感染治疗；眼分泌物增多，早晚用温生理盐水轻轻冲洗，睡前在眼睑涂凡士林防止眼睑粘连；如有畏光，可戴墨镜。

4.3　呼吸道中毒治疗

治疗原则是预防继发感染，采用对症和支持疗法。

4.3.1　咽喉炎、气管炎

较重时，尽早应用抗生素。根据情况给予止咳化痰药物及雾化治疗。

4.3.2　严重呼吸道损伤有伪膜形成

按支气管肺炎治疗。应严格控制感染，至少每天检测一次痰，观察有无微生物（鉴定出微生物之前不用抗生素）；大量吸入热蒸汽，雾化吸入 4% 碳酸氢钠溶液或糜蛋白酶，服用祛痰剂，促进伪膜软化及咳出。呼吸困难时吸氧。如伪膜脱落或严重喉头水肿引起窒息，应立即行气管切开并用纤维支气管镜夹出伪膜，以保持呼吸道畅通。有出血时给予止血药物。

4.3.3　其他

①水蒸气吸入和镇咳药有助于缓解轻微的呼吸道中毒症状；②给予支气管扩张剂；③辅助机械通气及给氧。

4.4　消化道中毒治疗

4.4.1　剧烈呕吐、腹泻

给予止吐剂及解痉剂，同时维持营养及水电解质平衡。

4.4.2　消化道有溃疡性病变

给予相应治疗。

4.4.3　其他

积极治疗全身吸收中毒，防治感染。

4.5　全身吸收中毒治疗

采取综合治疗，防治休克，防治感染，促进造血功能恢复，及时补充营养，加强护理。轻、中、重度各型伤员均需住院治疗。

4.5.1　防治休克

根据病情及早静脉补液，并用糖皮质激素防治休克，病情好转后停用。对严重中毒出现的消化道功能紊乱导致的低血容量性休克，应及早、足量补充碳酸氢钠溶液，维持水电解质平衡，及时纠正电解质紊乱，必要时给予吸氧及输注适量低分子右旋糖酐。在充分补液的基础上，可使用改善心功能和微循环的血管活性药物，但应避免用血管收缩药。

4.5.2　防治感染

尽早给予抗感染药。当有白细胞减少或皮肤创面、呼吸道及消化道发生感染时，则按内、外科和细菌学检查结果及时选用适宜的抗生素。因严重败血症而出现内毒素休克时，可联合应用糖皮质激素和抗生素。应避免使用对造血功能有抑制的药物。

4.5.3　促进造血功能恢复

白细胞总数在 $2.5 \times 10^9/L$ 以上，一般可自行恢复。计数低于 $2.5 \times 10^9/L$ 时，可采用内科常用的治疗白细胞减少症的药物和中医辨证施治的方案治疗。根据病情进行输血。当白细胞总数低于 $1.0 \times 10^9/L$、血小板低于 $50 \times 10^9/L$、血红蛋白低于 6 g/L 时，有条件者可输注白细胞和血小板悬液，皮下注射或静脉滴注粒细胞集落刺激因子等造血因子。

4.5.4 对症治疗、精心护理

烦躁不安者用镇静剂。有严重兴奋和惊厥时用苯巴比妥钠或其他巴比妥类药物。腹痛剧烈时服用颠茄浸膏或注射阿托品等解痉剂。呕吐严重用止吐药。有出血倾向者按内科常规用止血药物治疗。加强营养，酌情补充维生素，精心护理。

第五节 全身中毒性化学毒剂损伤

1 基本定义

全身中毒性毒剂又称血液毒、氰类毒剂，是一类破坏人体组织细胞氧化功能、引起组织缺氧的毒剂。主要代表有氢氰酸（AC）和氯化氰（CK）。

2 诊断原则

2.1 诊断依据

依据中毒史、以中枢神经系统损害为特征的中毒症状表现，结合实验室检查及毒检结果，综合做出诊断。

2.2 分级标准

2.2.1 轻度中毒

短时间内接触低浓度的氰类毒剂，出现全身无力、头痛、头晕、口腔及舌根发麻、恶心、胃部不适、呼吸不畅、不安、心前区疼；可伴眼刺痛、流泪、咳嗽、咽部刺激感等眼和上呼吸道刺激症状。一般在脱离接触后 24 h 内自行恢复，不需特殊处理。

2.2.2 中度中毒

明显头痛，胸闷、心悸、恶心、呕吐、乏力、手足麻木，尿中硫氰酸盐浓度常增高，并至少出现下列症状之一者：①轻、中度意识障碍；②呼吸困难；③动静脉血氧浓度差＜ 4% 和（或）动静脉血氧分压差明显减小；④血浆乳酸浓度＞ 4 mmol/L。

2.2.3 重度中毒

有上述表现并至少出现下列症状之一者：①重度意识障碍；②癫痫大发作样抽搐；③肺水肿；④猝死。

3 现场救治

3.1 应用抗氰急救药物

对出现重度中毒症状的患者，迅速使用抗氰自动注射针肌内注射或肌内注射抗氰急救注射液 1 支。如无上述药物，可应用亚硝酸异戊酯等适宜中毒现场应用的高铁血红蛋白形成剂替代。

3.2 防护

给暴露人群及伤员佩戴或更换防毒面具，防止继续吸入中毒。

3.3 抗毒治疗

①对出现严重中毒症状的患者，在已应用高铁血红蛋白形成剂的前提下，有条件时尽早静脉注射硫代硫酸钠；②对出现轻度和中度中毒且无呕吐症状的患者，立即服用抗氰胶囊，或静脉注射硫代硫酸钠等药物。全身中毒性毒剂中毒常用解毒剂使用方法参见表 2-5-1。

表2-5-1　全身中毒性毒剂中毒常用解毒剂

作用机制	活性成分和制剂规格	用法和用量			主要不良反应
		给药时机	初始剂量	重复给药	
络合剂	羟钴胺 注射剂，1 ml：25 mg	中毒伴缺氧或疑似氰化物中毒首选解毒剂	静脉注射 5 g（200 ml）或 70 mg/kg。给药时间 25～30 min	必要时重复给药	过敏反应（非常罕见）；尿液呈深红色
	依地酸二钴 注射剂，20 ml：30 mg	羟钴胺替代治疗药物，仅限于已确诊氰化物中毒患者的救治	静脉注射，总量300 mg，给药时间1 min，随后给于50 ml高渗葡萄糖	5 min后再次给药，最多3次	低血压或高血压；诊断不明确时应用可诱发心脏毒性
高铁血红蛋白形成剂	抗氰急救注射液 注射剂，2 ml：200 mg	中毒早期	肌内注射，200 mg 或 3～4 mg/kg，随后立即注射硫代硫酸钠	一般不重复给药	高铁血红蛋白血症
	亚硝酸异戊酯 吸入剂，0.2 ml		每次0.2～0.4 ml，每次3～5 min。总量不超过1～1.2 ml	必要时重复给药	低血压
	亚硝酸钠 注射剂，1 ml：30 mg		静脉输注，300 mg（10 ml），速率2.5 ml/min	如给药后30～60 min内无效，加用一半剂量	低血压

续表

作用机制	活性成分和制剂规格	用法和用量			主要不良反应
		给药时机	初始剂量	重复给药	
高铁血红蛋白形成剂	抗氰胶囊 胶囊剂, 270 mg		口服, 1粒/次	一般不重复给药	高铁血红蛋白血症
供硫剂	硫代硫酸钠 注射剂, 20 ml: 5 g 或 10 ml: 2.5 g	辅助治疗, 与高铁血红蛋白形成剂配合使用	静脉注射 12.5 g (50 ml) 或 180 mg/kg, 输注速率 2.5 ml/min	如果 30～60 min 内无效, 加用一半剂量	偶见头晕, 乏力, 恶心, 呕吐

3.4　严重中毒症状紧急处置

①清除口、鼻腔分泌物，保持呼吸道通畅，必要时给予气管插管；对出现发绀及呼吸困难伤员，有条件时给予氧气吸入；呼吸衰竭或停止时，立即行正压人工呼吸；②心搏停止时，立即行心肺复苏抢救；③出现惊厥时，采用苯二氮䓬类抗惊厥剂对抗持续性惊厥。

3.5　后送

待惊厥、呼吸困难等症状缓解后，后送治疗。

4　院内治疗

抗毒治疗和综合治疗相结合。对于氯化氰中毒的治疗可采用前期抗毒治疗和后期防治肺水肿的处理措施。

4.1　补充注射硫代硫酸钠

对单纯使用高铁血红蛋白形成剂进行治疗的重度中毒病人补充注射硫代硫酸钠。

4.2　维持呼吸、循环功能

保持气道通畅，必要时给予呼吸机辅助通气维持呼吸。如出现休克，可液体复苏，应用血管活性药物（多巴胺、去甲肾上腺素等）维持循环功能稳定。

4.3　综合治疗

①给氧，可采用纯氧（100%）吸入或行高压氧治疗；②维持水、电解质平衡及微循环稳定；③积极防治脑水肿、肺水肿，如早期足量应用糖皮质激素、抗氧化剂及脱水剂、利尿剂等。

第三章 核与辐射损伤诊治

第一节 概 论

1 辐射来源

核与辐射在人类日常生活、工作及医疗活动中十分常见，地球自然界也存在的辐射被称为天然辐射，天然辐射包括了宇宙射线以及地球上自然存在的放射性元素。天然辐射的水平通常称为"本底辐射"，就世界平均水平来说，每人每年所受的天然的本底辐射大约是 2.4 mSv。一般来说，高海拔地区所受的宇宙辐射较强，因而本底辐射也较低海拔地区强。若某些地区由于环境中的放射性元素丰富，本底辐射也会较强。天然的本底辐射无法避免，除天然辐射外，日常工作和医疗活动也会受到辐射，研究证实，少量的辐射不会危及人类健康，但过量的放射性射线照射导致的核与辐射损伤可由不当医疗辐射、工业辐射以及意外或蓄意的核与辐射事件引起（例如核反应堆事故、核武器爆炸或故意释放放射性物质恐怖活动），会对人体产生严重的健康危害、致病，甚至致死。

2 核辐射损伤机制及辐射类型

2.1 病理生理学机制

由电离辐射导致的损伤或疾病被称为放射性疾病。电离辐射可直接损伤 DNA、RNA 和蛋白质，导致细胞直接死亡，质膜结构变化，但其对细胞分子的损伤更多是间接的，是辐射与细胞内水分子相互作用产生的高能活性自由基所造成。大剂量辐射可直接导致细胞死亡，而小剂量辐射可能会干扰细胞增殖。对其他细胞组分的损伤会导致生长中的组织发育不全、萎缩，最终致纤维化，以及导致肿瘤、血液系统恶性肿瘤、反复感染、贫血和溃疡等。

组织器官对辐射的反应受到多种因素影响，包括组织对辐射的敏感性（血液系统、甲状腺、生殖系统尤为敏感）、辐射剂量、暴露时间、患者年龄、合并症、遗传性 DNA 修复缺陷病的存在（例如共济失调 - 毛细血管扩张症、Bloom 综合征、范科尼贫血）。最明显的是皮肤、造血系统、胃肠道和大脑，组织吸收辐射剂量与组织损伤成正比。短寿命细胞更容易受到辐射诱导的细胞凋亡或触发坏死以及抑制细胞更新。高度增殖的细胞，如精母细胞、造血前体细胞、循环淋巴细胞和肠隐窝细胞是受影响最严重的细胞类型。例如，睾丸（0.15 Gy）和骨髓（0.5 Gy）的阈值剂量低于其他器官的阈值剂量。

2.2 粒子及射线类型

不同类型的电离辐射暴露会产生不同的损伤模式，辐射类型包括高能量电磁波（X 射线和 γ 射线）以及粒子（主要有 α 粒子、β 粒子以及中子）。

2.2.1 α 粒子

α 辐射由 α 粒子产生，α 粒子是由某些具有高原子序数的放射性核素（如钋、镭、铀）发射出的高能氦原子核，由 2 个质子和 2 个中子组成，带 2 个单位的正电荷不能穿透浅层皮肤（< 0.1 mm），可导致浅表皮肤损伤。

2.2.2 β 粒子

β 辐射由 β 粒子产生，β 粒子是由不稳定原子核（如铯 -137、碘 -131）发射出的高能电子，能穿透进入皮肤深处（1 ~ 2 cm）引起表皮和皮下组织损伤，但如果摄入或吸入会导致组织损伤。

2.2.3 中子

中子辐射由中子产生，中子是一种不带电旳粒子，一般存在于原子核中。中子辐射会引起组织损伤。

2.2.4 γ 射线

γ 辐射由 γ 射线产生，γ 射线是一种波长非常短的电磁波。

2.2.5 X 射线

X 射线是一种频率极高、波长极短、能量很大的电磁波。X 射线或 γ 射线会导致局部损伤和急性放射综合征。

辐射对人体的影响还受到剂量、时间和暴露途径的影响，暴露组织的体积（即部分身体与全身）和屏蔽也会影响辐射作用。电离辐射的杀伤力随剂量率（即在较短的时间内接受的剂量会造成更大的损害）与源的距离（剂量率随着距源距离的平方增加而减小，即平方反比定律）而变化。

2.3 辐射计量单位

辐射计量有几种不同的单位，常用的计量单位包括伦琴（R）、拉德（rad）、雷姆（rem）。伦琴是测量空气中 X 射线或 γ 射线电离能力的照射单位。拉德是每单位质量所吸收辐射能量的数量单位。由于每拉德不同射线造成的生物学损害也不尽相同（对于中子而言，其损伤比 X 或 γ 射线更高），因此拉德剂量需用质量因子进行矫正，所得当量即人体伦琴当量。在美国以外的科学文献中，采用国际系统（SI）单位，分别用戈瑞（Gy）和希沃特（Sv）代替 rad 和 rem；1 Gy = 100 rad，1 Sv =

100 rem。在描述 X 或 γ 或 β 射线时，rad 和 rem（及相应的 Gy 和 Sv）在本质上是一样的。

3　核辐射暴露类型及定义

3.1　辐射外照射（辐照）

辐射外照射是指存在于体外的电离辐射源对机体的照射。外照射包括 X 射线照射、γ 射线照射、高能 β 射线照射和中子照射等。外照射可致全身损伤和（或）局部损伤。超过一定剂量阈值的全身外照射可导致外照射急性放射病，常见的早期症状是恶心、呕吐等，伴外周血淋巴细胞计数明显下降。局部照射可造成放射性皮肤损伤，包括医疗照射及核辐射。医疗照射为常见放射源，过度照射可导致急性放射病。核辐射为最严重的外照射。

3.2　放射性核素的外污染

主要指体表污染，放射性核素黏附于人体表面（皮肤或黏膜），或为健康的体表或为创伤的表面。伴有 β 放射性核素的高水平外污染可导致严重的皮肤损伤。

3.3　放射性核素内污染及照射

指体内放射性核素超过其自然存在量，是一种状态，而非疾病。可通过吸入、食入及伤口等途径摄入放射性核素而产生体内污染。一般可以通过空气采样、生物样品检测或体外直接测量对其进行测量和评价。一次或短时间（数日）内摄入放射性核素，使全身在较短时间内均匀或比较均匀地受到有效累积剂量照射，或者放射性核素摄入量超过其相应的年摄入量限值的几十倍以上可导致内照射放射病，包括内照射所致全身损伤和放射性核素沉积器官的局部损伤。

4　核辐射损伤事件特点

具有突发性强、损伤类型多样、损伤途径多、危害迅速，有较明显的阶段性、后期影响深远。

第二节　急性放射病

1　概述

1.1　定义

急性放射病（ARS）是一种急性疾病，指人体一次或短时间内（数日）分次受到大剂量（≥ 1.0 Gy）电离辐射外照射作用引起的全身性疾病，引起该疾病的主要原因是特定组织中未成熟实质干细胞的缺失。根据其临床特点和基本病理改变，分为骨髓型、胃肠型和脑型 3 种类型。

导致急性放射病的必要条件：①辐射剂量大；②辐射为穿透性，能够达到内部器官，如高能 X 射线、γ 射线和中子射线；③全身或身体大部分受到照射并且在短时间（数分钟）内达到辐射阈值剂量。

1.2　分型和分期

急性放射病根据临床表现分为骨髓型、胃肠型和脑型三大类，国外资料将急性放射病分为前驱期、无症状潜伏期、明显全身疾病期以及痊愈这四个阶段，特点详见表 3-2-1。

1.2.1　骨髓型急性放射病

骨髓造血组织损伤为其基本病变，以白细胞计数减少、感

表3-2-1 各类型急性放射病各期特点

ARS分类	受照剂量	前驱期	无症状潜伏期	明显全身疾病期	痊愈
骨髓型	>0.7 Gy（轻度症状可在低至0.3 Gy或30 rad时出现）	可有厌食、恶心和呕吐症状,在受照后1 h至2 d发病;该阶段持续数分钟至数天	虽然患者自觉良好,但骨髓干细胞正在逐渐死亡;该阶段持续1~6周	症状为厌食、发热和不适;数周内所有血细胞计数下降;主要死亡原因是感染和出血,生存率随辐射剂量增加而降低,大多数死亡发生在暴露后数月内	在大多数情况下,骨髓细胞会开始重新填充骨髓;在接触后几周至2年内,很大一部分人应能完全康复;有些人在1.2 Gy（120 rad）时可致死,LD 50/60为2.5~5 Gy（250~500 rad）
胃肠型	>10 Gy（某些症状可能会在低至6 Gy或600 rad时出现）	可有厌食、严重恶心、呕吐、腹部绞痛和腹泻;暴露后数小时内发病;该阶段持续约2 d	尽管患者可能感觉良好,但骨髓干细胞和胃肠道细胞正在死亡;该阶段持续不到1周	症状有不适、厌食、严重腹泻、发热、脱水和电解质失衡;死亡多由于感染、脱水和电解质失衡所致;该阶段持续不到2周	LD100约10 Gy（1000 rad）

续表

ARS分类	受照剂量	前驱期	无症状潜伏期	明显全身疾病期	痊愈
脑型	≥50 Gy（某些症状可在低至20 Gy或2000 rad时出现）	极度紧张和意识模糊或意识丧失，严重恶心、呕吐和水样腹泻、皮肤灼烧感，暴露后数分钟内发病；该阶段持续数分钟至数小时	患者可以恢复部分功能；该阶段可能持续几个小时，但通常更短	症状为水样腹泻、抽搐和昏迷；在暴露后5~6 h发病，死亡可出现在暴露后3 d内死亡	预期痊愈可能性低

染、出血等为主要临床表现，国内将其病程分为初期、假愈期、极期和恢复期4个典型阶段。按其病情的严重程度，可分为轻度、中度、重度和极重度4种程度。受照射剂量范围为 $1 \sim 10$ Gy。

1.2.2 胃肠型急性放射病

以胃肠道损伤为基本病理改变，以频繁呕吐、严重腹泻以及水电解质代谢紊乱为主要临床表现，其病程具有初期、假愈期和极期3个阶段。受照射剂量范围为 $10 \sim 50$ Gy。

1.2.3 脑型急性放射病

以脑组织损伤为基本病理改变，以意识障碍、定向力丧失、共济失调、肌张力增强、角弓反张、抽搐和震颤等中枢神经系统症状为主要临床表现，其病程具有初期和极期2个阶段。受照射剂量 $\geqslant 50$ Gy。

急性放射病分型、分度的受照射剂量范围见表3-2-2。

表3-2-2 急性放射病分型、分度的受照射剂量范围

分型和分度	受照射剂量范围（Gy）
骨髓型	$1 \sim 10$
轻度	$1 \sim 2$
中度	$2 \sim 4$
重度	$4 \sim 6$
极重度	$\geqslant 10$
胃肠型	$10 \sim 50$
脑型	$\geqslant 50$

三型四度分类方法。

2 临床表现

2.1 骨髓型急性放射病

骨髓型 ARS 主要引起骨髓等造血系统损害，病程在 1 ~ 2 个月，以白细胞减少、感染、出血为主要临床表现，临床上呈现明显阶段性，分为初期、假愈期、极期和恢复期（表 3-2-3）。骨髓抑制临床表现在辐射剂量 > 2 ~ 4 Gy（200 ~ 400 rad）时变得明显，但如果骨髓干细胞和祖细胞未被完全破坏，则可能会恢复。最早的影响是绝对淋巴细胞计数的下降，从辐射后的最初几个小时开始，持续数周，然后恢复到基线水平。中性粒

表3-2-3　骨髓型急性放射病各期临床表现

分期	时间	临床表现	实验室检查
初期	照射当天至照后 4 d	头晕、乏力、食欲减退和恶心呕吐，颜面潮红、腮腺肿大、眼结膜充血和口唇肿胀	血淋巴细胞绝对值急剧下降，且与疾病严重程度呈正比
假愈期	照后 5 ~ 20 d	初期症状明显减轻或消失，期末开始有脱发、脱毛表现	白细胞数持续减少，骨髓增生受抑
极期	照后 20 ~ 35 d	①全身精神、食欲进一步变差；②出现明显的皮肤出血倾向；③有明显的脱毛脱发；④发热，可再次出现恶心呕吐和腹泻，全身一般情况恶化	白细胞数 $\leqslant 2 \times 10^9$/L，血小板降至 $\leqslant 20 \times 10^9$/L，出现贫血、水电解质紊乱
恢复期	照后 35 ~ 60 d	经治疗后，一般都能度过极期而步入恢复期	骨髓造血功能开始恢复，白细胞计数（含中性粒细胞）和血小板计数回升

细胞、血小板和红细胞随后受到影响。中性粒细胞减少在 2 ~ 4 周达到最低点，此时可能发生危及生命的感染。此时也会出现血小板减少症，并可持续数月。贫血是由胃肠道失血、器官和组织出血以及骨髓再生障碍进展而来。辐射还可能对免疫功能产生长期影响，并与各种髓系恶性肿瘤（如骨髓增生异常综合征、慢性髓系白血病或急性髓系白血病）的发展有关。骨髓型 ARS 根据疾病严重程度分为以下 4 种。

2.1.1　轻度骨髓型急性放射病

病情较轻，临床症状少，初期表现为乏力、不适、食欲减退等症状，一般不出现脱发、出血和感染等极期症状，临床分期不明显。预后良好，血象轻微改变，受到照射后 1 ~ 2 d 内白细胞计数有一过性升高，可达 10×10^9/L 左右，之后稍下降，30 d 可降至 $(3 ~ 4) \times 10^9$/L。淋巴细胞可降至 1×10^9/L，通常在 2 个月内可自行恢复，对心理创伤也较轻。

2.1.2　中度骨髓型急性放射病

辐射吸收剂量约在 2 ~ 4 Gy，该类型的急性放射病患者会表现出明显的临床分期。在接受辐射后的 2 ~ 3 h 内，患者会出现头晕、恶心的初期症状，外周血白细胞会伴随这种现象的发生而增多，24 h 后数量恢复。在患者接受辐射后的 72 h 内，淋巴细胞的绝对值会减少到 0.75×10^9/L 左右，发病 2 ~ 3 d 后便会进入持续 2 ~ 3 周的假愈期。患者在容易受到摩擦的皮肤部位会出现出血症状，同时也会出现高热、脱发等，血小板以及外周血白细胞会出现进行性减少，其数量会在患者受辐射 5 周后达到最低。治疗 2 个月后，患者才进入情况好转的恢复期。

2.1.3　重度骨髓型急性放射病

受照射剂量在 4 ~ 6 Gy，初期表现 2 h 内多次呕吐，可有腹泻。

2.1.4 极重度骨髓型急性放射病

极重度与重度类似，但症状和临床表现更重，症状出现早，机体受照射剂量多在 10 Gy 以上，且持续时间久，分期不明显，进展快，预后不佳。

2.2 胃肠型急性放射病

表现出胃肠道症状的急性放射病随暴露于辐射的剂量和时间而变化。通过呕吐的发生及发生时间，可以用绝对淋巴细胞计数来确定辐射暴露的剂量。胃肠道易受辐射损伤的原因是黏膜屏障受损、肠隐窝中增殖性上皮细胞丢失以及对脉管系统的影响。在低至 1.5 Gy（150 rad）的剂量下，可能会观察到恶心、呕吐和厌食的前驱综合征。暴露于较高剂量时，会在初次暴露后 5 d 内导致更严重和（或）持续的胃肠道表现。在剂量 > 5 Gy 时，会出现恶心、呕吐和血性腹泻，并伴有吸收不良、大量体液流失、血容量不足和心血管衰竭。黏膜屏障的破坏以及免疫系统的耗竭会增加败血症死亡的风险，而血小板减少症会加剧胃肠道出血。

2.2.1 轻度胃肠型急性放射病

受照射剂量为 10 ~ 20 Gy。受照射后 1 h 内出现严重恶心、呕吐；1 ~ 3 d 内出现腹泻稀便、血水便；假愈期后 3 ~ 6 d，上述症状加重为极期开始，可伴有水样便或血水便以及发热。

2.2.2 重度胃肠型急性放射病

受照射剂量为 20 ~ 50 Gy。受照射后 1 d 内出现频繁呕吐，难以忍受的腹痛，严重血水便，脱水，全身衰竭，低体温。继之剧烈呕吐胆汁样或咖啡样物，严重者于第二周在血水便或便中混有脱落的肠黏膜组织，大便失禁，高热。

2.3 脑型急性放射病

机体受到 50 Gy 以上剂量照射后，出现以中枢神经系统损伤为基本损伤变化的极严重急性放射病，辐射对中枢神经系统的影响可能在暴露后数分钟内开始出现恶心、呕吐和嗜睡，后可出现意识障碍、定向力障碍、共济失调、肌张力增高和震颤、强直性或阵挛性抽搐。潜伏期大概会持续数小时，随后会在 24 ～ 48 h 内发展为昏迷和死亡。24 ～ 48 h 内发生的定向障碍、共济失调、虚脱、癫痫发作、发热和低血压也预示死亡风险高。淋巴细胞绝对计数 $< 0.3 \times 10^9$/L 时病程可短至数小时至 1 ～ 2 d，出现血压下降、休克、昏迷，甚至死亡。

3 诊断

急性放射病诊断主要依据对受照史、辐射剂量估算、临床表现、实验室及辅助检查等综合分析。诊断原则应依据职业受照史、受照射剂量（现场个人受照射剂量调查、生物剂量检测结果）、临床表现和实验室相关检查结果，并结合健康档案（含个人剂量档案）进行综合分析，排除其他疾病，对受照射个体是否出现急性放射损伤以及伤情的严重程度作出分型、分度诊断。通过患者受照射后呕吐发生时间可粗略估计受照剂量及 ARS 严重程度（表 3-2-4）。全身剂量与处理原则见表 3-2-5。

表3-2-4 呕吐开始时间与受照剂量关系对照表

受照后呕吐发生时间	估计受照剂量（Gy）	ARS 严重程度
< 10 min	> 8	致命
10 ～ 30 min	6 ～ 8	极严重
< 1 h	4 ～ 6	重度
1 ～ 2 h	2 ～ 4	中度
> 2 h	< 2	轻度

表3-2-5　全身剂量与处理原则

全身受照		处理原则
症状	剂量（Gy）	
无呕吐	＜1	门诊观察5周（皮肤、血液）
受照后2～3 h开始呕吐	1～2	医院血液科或外科（或烧伤科）住院治疗
受照后1～2 h开始呕吐	2～4	核与辐射损伤救治基地或有放射病科（中心）的医院治疗
受照后1 h内开始呕吐并有低血压等其他表现	＞4	核与辐射损伤救治基地或有放射病科（中心）的医院治疗

4　现场处置原则

4.1　现场检伤分类处置标准

4.1.1　第一优先处理的伤员

具备下列任一条件者：①外照射剂量可能大于2 Gy；②放射性核素摄入量可能大于10倍的年摄入量限值；③伤口有活动性出血并伴有放射性核素沾染；④体表放射性核素沾染可能造成皮肤的吸收剂量大于5 Gy；⑤放射烧伤复合伤；⑥放射冲击复合伤。采用红色标识。

参考标准：生命体征极不稳定，随时有生命危险，预后很差。例如，呼吸道阻塞或存在自主呼吸，但呼吸频率超过30次/分或少于6次/分，动脉血管破裂或无法控制的出血，休克，严重的头颅损伤或昏迷，颈部受伤，开放性胸部、腹部创伤，张力性气胸，股骨骨折，呼吸道烧伤或烫伤，大面积烧伤等。

4.1.2　第二优先处理的伤员

具备下列任一条件者：①外照射剂量可能在 1 ~ 2 Gy 之间；②放射性核素摄入量可能为 5 ~ 10 倍的年摄入量限值；③伤口有放射性核素沾染；体表放射性核素沾染可能造成皮肤的吸收剂量为 3 ~ 5 Gy。采用黄色标识。

参考标准：生命体征不稳定，有潜在的生命危险，预后较差。例如，中度出血、开放性骨折或多处骨折、稳定的腹部损伤，严重烫伤、眼部损伤、病情稳定的其他损伤等。

4.1.3　可延期处理的伤员

具备下列任一条件者：①外照射剂量可能在 0.2 ~ 1 Gy 之间；②放射性核素摄入量可能为 1 ~ 5 倍的年摄入量限值；③体表放射性核素沾染可能造成皮肤的吸收剂量小于 3 Gy。采用绿色标识。

参考标准：生命体征稳定，无生命危险，预后良好。例如，小面积的挫伤或软组织损伤、一处或简单型骨折、肌肉扭伤等。

4.1.4　最后处理

死亡人员最后处理。对死亡遗体要区分体表有无放射性核素沾染，体表无放射性核素沾染的尸体常规处理，体表有放射性核素沾染的尸体要采取简单去污、严密包裹等特殊处理，待运走尸体后，对存放处进行去污处理，防止搬运和处理尸体时造成放射性核素沾染扩散。采用黑色标识。

参考标准：严重创伤造成的不可逆转的死亡，丧失抢救价值。

5　治疗

5.1　总体治疗原则

主要采取分度、分期的综合治疗措施，早期使用辐射防护药物、改善微循环，控制症状发展，防治感染、出血等并发症，促进造血恢复，治疗原则总结详见图 3-2-1。

剂量 /Gy	1 ~ 2	2 ~ 4	4 ~ 6	6 ~ 8	> 8
ARS 分度	轻度	中度	重度	极重度	致命
医疗救治	门诊观察1 个月	住院治疗			
		采取隔离措施			
		尽早使用 G-CSF 或 GM-CSF（或受照后 1 周内）		IL-3 和 GM-CSF	
		①应用广谱抗生素（从潜伏期结束开始）；②根据需要应用抗真菌及抗病毒药物			
		根据需要输注血制品：红细胞、血小板			
			①全肠外营养（第 1 周）；②根据需要纠正代谢紊乱、解毒		
			①第 2 或 3 周：血浆置换；②第 2 周：预防 DIC		
				HLA 同型骨髓移植（第 1 周）	仅对症支持治疗

G-CSF，粒细胞集落刺激因子；GM-CSF，粒细胞 - 巨噬细胞集落刺激因子；IL-3：白细胞介素 -3；DIC，弥散性血管内凝血。

图3-2-1　急性放射病对应处理原则

5.2　各型急性放射病治疗原则

5.2.1　骨髓型

以造血系统损伤为中心，结合分度、分期进行综合治疗。初期对症治疗为主，并根据病变特点采取减轻损伤的措施；假愈期重点是保护造血功能、预防感染和预防出血；极期关键是抗感染和抗出血，同时要采取有力的支持治疗，供应充分营养，保持水盐平衡，纠正酸中毒，促进造血功能恢复；恢复期主要防止反复，治疗遗留病变。

5.2.1.1 轻度

简易保护性隔离，住院严密观察，一般不需特殊治疗，可采取对症处理，防止感染，加强营养，注意休息。

5.2.1.2 中度和重度

尽早住院治疗，根据病情采取不同的保护性隔离措施，并针对各期不同临床表现，制定相应的治疗方案。

①初期：镇静、脱敏、止吐、调节神经功能、改善微循环障碍，尽早使用造血生长因子以及辐射损伤防治药物，预防感染。②假愈期：有指征地预防性使用抗生素，选择针对杆菌兼顾球菌的广谱抗生素和抗病毒药物，预防出血，保护造血功能。必要时可输注经 20 Gy γ 射线照射的新鲜全血或血小板悬液。③极期：根据微生物检查结果或对感染源的预测，积极采取有效的抗感染措施，包括抗真菌和抗病毒的预防措施。消毒隔离措施要严密，根据需要使用层流洁净病室。控制出血，减轻造血损伤，输注经 20 Gy γ 射线照射的新鲜全血或血小板悬液。纠正水和电解质紊乱。注意防治肺水肿。④恢复期：加强营养支持治疗，逐渐增加体能训练，促进机体恢复。

5.2.1.3 极重度

可参考重度的治疗原则。但需要尽早采取抗感染、抗出血等措施。及早入住层流洁净病室和使用造血生长因子。注意纠正水和电解质紊乱，留置深静脉导管持续输液，积极缓解胃肠和神经系统症状，注意防治肠套叠。在大剂量应用广谱抗生素的同时，要注意防治真菌和病毒感染。一般对于受照射剂量 7 ~ 12 Gy 的患者，有人类白细胞抗原相合的供者时，可考虑同种造血干细胞移植，注意防治移植物抗宿主病。

5.2.2 胃肠型

早期使用减轻胃肠道损伤的药物，纠正水和电解质紊乱、酸碱平衡失调，综合处理，个体化、对症、对因治疗。根据病情的严重程度，采取积极综合对症的支持治疗。比较常见的对症治疗有镇静止吐、保护胃肠黏膜、肠外营养、抗感染、抗出血、改善微循环，积极抗休克，预防肠套叠、肠穿孔、腹膜炎等并发症。同时需要尽早进行骨髓干细胞移植，重症患者需要注意防治并发间质性肺炎。

对重度胃肠型放射病患者，采取积极综合对症支持治疗措施，减轻病人痛苦。

5.2.3 脑型

现阶段医疗水平尚无法治疗，死亡率达100%，只能尽可能减轻患者痛苦，延长存活时间。

治疗要点：给予止吐、镇静、抗惊厥、抗休克治疗，辅以其他对症支持治疗，可积极采用镇静剂控制惊厥，快速给予脱水剂预防颅内压增高，抗休克，使用肾上腺皮质激素等综合对症治疗。

第三节　辐射内污染及照射

1　定义

辐射内污染及照射指放射性核素进入人体引起的损伤，放射性核素沉积在体内，组织器官受到电离辐射的作用会一直持续到放射性核素从机体内完全排出或衰变结束。

2　核素进入人体内途径

放射性核素可通过食物、水和空气，经过消化道、呼吸道、皮肤及伤口进入体内，参与器官、组织及细胞的代谢活动，其中 α 核素和 γ 核素是主要的内污染核辐射体。

3　主要临床表现

根据放射性核素进入体内的量、核素在体内滞留的时间等因素，在临床上分为急性和慢性损伤两种类型，以慢性损伤较多见。损伤严重程度与放射性核素种类、沉积量、射线类型、组织的吸收剂量及辐射敏感度相关。

辐射内污染及照射可导致内照射放射病，内照射放射病临床表现包括：①以与外照射急性或亚急性放射病相似的全身性表现为主；②因放射性核素动力学特征不同而往往伴有以该放射性核素靶器官和源器官的损害，并具有放射性核素初始人体部位和经过的代谢途径（如肺、胃肠道和肾脏）的损伤表现。

4　损伤特点

选择性损伤、潜伏期长、病程分期不明显、损伤恢复慢，容易产生远后效应，有进入与排出途径的局部损伤。

5　诊断

诊断主要依靠放射性物质的接触史、接触时间、剂量估计、临床症状和实验室检查以及放射测量结果进行综合判断。需要全面收集病史，如接触的放射性核素种类和性质等情况。

早期临床表现为放射性核素进入与排出途径局部刺激症状，如咳嗽、恶心、呕吐及眼结膜刺激症状等。后期可有甲状腺功能异常、造血功能异常等症状，也可出现肝功能异常及免疫功能低下等临床表现。实验室检查主要是外周血和骨髓细胞量和质的改变，淋巴细胞染色体畸变率和微核率增加。此外，根据放射性核素沉积部位，行相应器官功能检查，如甲状腺、肝、肾以及内分泌腺的功能检查等。放射性核素检测包括体外测量及生物样本的分析。

6 医学处理原则

需要尽快阻止放射性核素在体内的吸收，及早促使体内放射性核素排出。根据摄入放射性核素的特性，治疗甲状腺、肝、肾等有关内脏的损伤，改善内脏功能，提高机体抵抗力等。尽快收集生物样本和有关资料，做相关分析和测量，以确定污染放射性核素的种类和剂量；尽快清除初始污染部位的污染，阻止体内放射性核素的吸收，加速排出已进入体内的核素，减少其在组织器官中沉积。对于摄入量超过 2 倍年摄入量限值以上的人员，需要认真评估摄入量和剂量，采取加速排出的治疗措施，追踪观察；需要注意促排治疗对肾的损伤。

6.1 减少吸收方式

6.1.1 减少胃肠道吸收

主要包括催吐、洗胃以及服用吸附剂和缓泻剂。经口摄入的放射性物质，应立即行催吐或洗胃将其迅速移除。洗胃可使用温水或生理盐水，口腔污染者常用生理盐水或稀释的过氧化氢漱口。核素进入体内 3 ~ 4 h 后可使用沉淀剂或缓泻剂，某些特异性核素可使用特异性阻吸收剂，如铯可使用亚铁氰化物，褐藻酸对锶、镭、钴等有较好的阻吸收作用，对于镧系和锕系元素可适量口服氢氧化铝凝胶。

6.1.2 减少呼吸道吸收

可用棉签清洁鼻腔、剪去鼻毛，鼻咽部使用血管收缩剂和服用祛痰剂，鼻腔内可用大量生理盐水反复冲洗。同时也应该服用泻药，加速呼吸道转移至消化道内放射性核素的排出。

6.1.3　减少伤口吸收

消除皮肤和伤口的放射性污染物，伤口可用清水或生理盐水冲洗，皮肤使用肥皂水刷洗，伤口沾染严重且不易清除者需行外科清创术。

6.2　加速排出

主要根据放射性核素种类选择合适的加速排出药物，对于镧系和锕系元素等均可采用二乙烯三胺五乙酸（DTPA）。早期促排适合使用钙钠盐，晚期可连续间断促排使用锌盐，以减低DTPA的毒性副作用。也可以使用喹胺酸盐，其对钍（Th）的促排效果优于DTPA。

第四节　辐射外污染

1　现场处置顺序

一般来说，去除衣物后大约可清除 90% 的体外污染。具体步骤为：

①脱去衣服和体外杂物；②清洁伤口，再清洁完整皮肤的污染；③首先清洁污染最重的区域；④使用辐射测量仪监测去污进度；⑤持续去污，直到该区域辐射水平低于背景辐射的 2～3 倍或 2 次去污间污染水平不再显著下降。

2 污染伤口处理

污染伤口应先于完整的皮肤去污,用生理盐水灌洗,也可用外科纱布轻柔擦拭。在多次清洗后如果仍残留污染,可在伤口边缘行小的外科清创术。

第四章 跨区域一体化核生化应急医疗资源配置体系

——2022 年北京冬奥会核生化应急医疗资源配置体系

核生化事件所致的大规模人员伤亡，大批伤员短时间内涌入医院，对医疗系统的应急医学救援能力是严峻的考验。"兵马未动，粮草先行"，应对突发公共卫生事件需要有适当的应急医疗资源储备，因为事件种类和规模的不确定性，应急医疗资源配置体系要达到"既满足需要又不造成浪费"的目标需要深入研究。2022 年北京冬奥会在两地三赛区举办，但目前我国尚无成熟的跨区域一体化的核生化应急医疗资源配置体系，解决这一难题是科技冬奥专项项目组的主要工作内容之一。本章内容将以"2022 年北京冬奥会核生化应急医疗资源配置体系"为例，基于医学救援应急预案，系统介绍跨区域一体化的核生化应急医疗资源配置体系。

第一节 总 论

北京冬奥会是我国重要历史节点的重大标志性活动，是展现国家形象、促进国家发展、振奋民族精神的重要契机。然而，当今社会科技的飞速发展、国际政治安全形势复杂，国际大型赛事期间发生核生化事件的可能性客观存在，世界卫生组织于 2010 年 5 月发布的《北京 2008 年奥运会健康遗产》指出，北京奥运会前夕，我国就有效排除了8起潜在的核生化恐怖事件。

核生化事件大多属于特别重大的公共卫生事件，一旦发生，影响范围广、播散速度快、受累人员多，对医学救援的需求激增，如果处置不当，不仅会造成大规模人员伤亡，还会引起民众恐慌，对社会稳定和经济发展造成不利影响，特别是2022年北京冬奥会"两地三赛区"的举办形式，对应急医学救援体系提出了更高要求。

核生化应急医疗资源主要包括提供核生化应急医疗服务的各类医疗机构、床位、人员、医学技术、信息资源和设施设备等生产要素。为满足冬奥会核生化突发事件激增的医疗救援需求，促进核生化应急优质医疗资源有效扩容和均衡布局，统筹协调好定点医疗机构核生化应急医疗资源调度，为人民群众提供更优质、更高效、更便捷的医疗服务，跨区域一体化核生化应急医学救援体系研究项目组整合了各参与单位多年的核生化应急医学相关工作及实践经验，总结并形成了一套较为完善的核生化应急医疗资源管理理念、思路、方法和经验，构成了北京2022年冬奥会和冬残奥会跨区域一体化核生化应急医疗资源配置体系。

跨区域一体化核生化应急医疗资源配置体系完整描述了冬奥会核生化应急医疗资源配置的总体要求。基于北京、延庆及张家口的地域环境，结合核生化毒剂特性，通过风险分析，形成2022年冬奥会核生化突发公共卫生事件风险评估报告。以10种核生化事件的医疗救援作为任务牵引，研究医疗资源配置的应急预案、运行机制、装备及人员等内容，建立以静态资源定点储存及车载式资源动态移动方式结合的医疗资源配置体系，满足核生化事件医疗资源配置需求。

跨区域一体化核生化应急医疗资源配置体系是由一组相互

关联的过程网络组成，各过程之间存在内在的逻辑和联系；通过识别、控制和评价过程的结果，并利用所获得的信息和经验反馈来改进过程，使管理体系得以持续改进和完善。

跨区域一体化核生化应急医疗资源配置体系的编制主要依据下述文件要求：《中华人民共和国突发事件应对法》《中华人民共和国食品安全法》等相关法律法规要求；《国务院办公厅关于加快应急产业发展的意见》《关于进一步完善院前医疗急救服务的指导意见》《突发事件卫生应急预案管理办法》《国务院办公厅关于印发突发事件应急预案管理办法的通知》等相关意见和管理办法要求；《突发公共卫生事件应急条例》《国家突发公共卫生事件应急预案》《国家突发公共事件医疗卫生救援应急预案》《国家核应急预案》《卫生部食品安全事故应急预案（试行）》等相关应急条例、预案；《交通运输部 公安部 国家邮政局关于科学精准做好河北、北京等地应急物资运输和交通保障工作的紧急通知》《关于进一步加强医疗机构感染预防与控制工作的通知》《医疗机构内新型冠状病毒感染预防与控制技术指南》等通知、指南。

跨区域一体化核生化应急医疗资源配置体系文件分为四个层级。第一层级为总体要求；第二层级为冬奥会核生化事件风险评估；第三层级为各管理要素和业务领域的应急预案及工作流程；第四层级为各业务单位结合工作实际自行制定的内部程序制度。跨区域一体化核生化应急医疗资源配置体系文件框架见图4-1-1。

跨区域一体化核生化应急医疗资源配置体系可作为下述目的使用。

组织文化手册：对冬奥会跨区域一体化核生化应急医疗资源配置体系做出全景描述，在整个冬奥会核生化应急医疗资源管理系统内凝聚精神，达成共识。

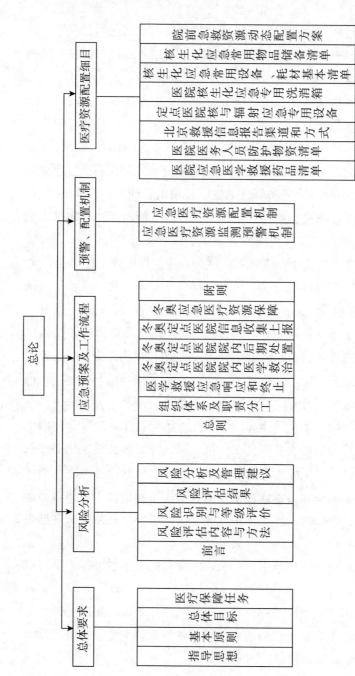

图 4-1-1 跨区域一体化核生化应急医疗资源配置体系文件框架

员工工作手册和新员工培训教材：全面梳理核生化应急医疗资源配置体系管理工作和系统内部综合管理工作，为管理和技术活动的具体实施提供线路图和工作指导，即核生化应急医疗资源管理部门应该做什么，谁来做，怎么做。使冬奥会核生化应急医疗资源的配置、管理、实施、评价和改进更加系统、规范、科学、高效。

对外宣传材料：作为宣传和沟通工具，向国际同行和关注大型赛事核生化应急医疗资源配置的公众全面展示冬奥会为确保赛事安全所做出的管理承诺和努力；树立跨区域一体化核生化应急医学救援体系研究管理者的品牌与形象，增加国际社会和公众对冬奥会核生化安全管理及医学应急准备的信心和信任。

第二节 总体要求

1 指导思想

坚持以习近平新时代中国特色社会主义思想为指导，深入贯彻党的十九大和历次全会精神，全面贯彻落实习近平总书记关于卫生健康和疫情防控工作系列重要论述精神，立足新发展阶段，贯彻新发展理念，构建新发展格局。坚持系统观念，统筹安全发展，注重预防为主和医防融合，优化资源布局，提升调度效率，推进核生化应急优质医疗资源扩容和均衡布局。

2 基本原则

坚持系统观念、均衡布局。促进核生化应急优质医疗服务在冬奥会举办地区内的均衡布局。

坚持医防融合、平战结合。着眼复杂严峻的形势局面和常态化的疫情防控要求，统筹"平时"和"战时"双重需要，提高机构、设施平战结合和快速转换能力，切实增强医疗卫生服务体系发展韧性。

坚持以人为本、优质可及。坚持一切为了人民健康的宗旨，提高核生化应急优质医疗服务可及性。

坚持统筹协调、智慧互联。充分考虑地方发展的差异性，实行分级分类管理，更加注重供需对接，加强梯次配置和智慧互联。

3 总体目标

为有效应对比赛赛事和测试赛活动期间有可能发生的核生化突发事件，救援处置发生的核生化损伤批量伤员，项目组系统总结了各类大型赛事、重大政治活动的应急医疗保障工作经验，结合项目组各参与单位对于核生化事件的应急医学救援预案，组织编制了第24届（北京）冬奥会和第13届（北京）冬残奥会赛场外的核生化突发事件的应急医疗资源配置体系，内含跨区域一体化核生化应急医学救援处置预案、资源配置细目等，供冬奥会各定点医疗机构管理部门、冬奥会医疗保障工作人员开展准备训练、应急救援使用。

4 医疗保障任务

4.1 保障范围

北京冬奥会和冬残奥会举办地区核生化突发事件场外应急医学救援工作。

4.2 规划的主要对象

北京冬奥会定点医疗机构。

4.3　保障期限

北京冬奥会和冬残奥会举办期间。

4.4　保障人员

核生化突发事件现场后送转运的涉及核生化损伤的患者。

第三节　风险分析

1　前言

为全面贯彻落实"简约、安全、精彩"的办赛要求，基于2022 年冬奥会"两地三赛区"的举办形式，本节重点评估核生化突发公共卫生事件的风险等级，并提出相应的风险管理建议。

2　风险评估内容与方法

2.1　风险评估议题

2022 年冬奥会"两地三赛区"核生化突发公共卫生事件风险。

2.2　主要评估内容

①北京赛区发生不同类型核生化突发公共卫生事件的风险等级；②延庆赛区发生不同类型核生化突发公共卫生事件的风险等级；③张家口赛区发生不同类型核生化突发公共卫生事件的风险等级。

2.3 风险评估方法

专家会商联合风险矩阵法。

2.4 风险评估流程（图4-3-1）

3 风险识别及等级评价

3.1 风险概率分级（表4-3-1）

表4-3-1 突发核生化公共卫生事件的风险概率分级

风险概率	程度	指标描述
必然发生（A）	++++	①事件在一般情况下会发生；②每年都发生，或者发生概率＞0.25；③专家经验判断
非常有可能（B）	+++	①事件在大部分情况下可能会发生；②10年内已多次发生，最近5年内发生过；③国际、国内和北京重大活动中均有发生；④专家经验判断
有可能（C）	++	①事件在一些情况下可能会发生；②每10年发生一次，或者发生概率＜0.25；③10年内发生超过一次，历史上曾经有过发生；④专家经验判断
不太可能（D）	+	①事件在很少情况下会发生；②10年内不太可能发生，或者发生概率＜0.02
基本不可能（E）	–	①事件在极少情况下有可能发生；②从来没有发生过，或者根据合理掌握的知识认为不太可能发生

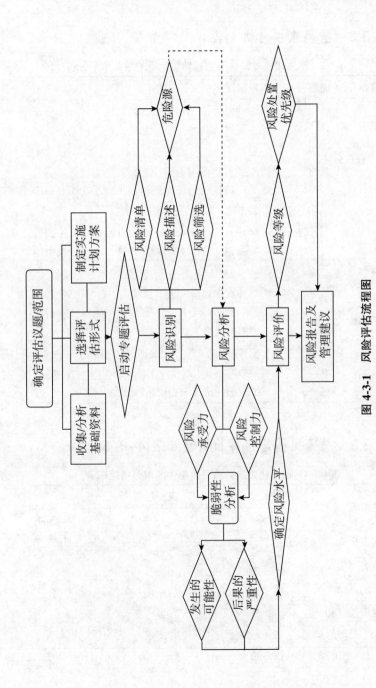

图 4-3-1　风险评估流程图

3.2 危害水平分级（表4-3-2）

表4-3-2　核生化突发公共卫生事件发生后的危害水平分级

危害水平	描述词	指标描述
1	极低的	①事件发生范围局限；②控制能力强；③公众关注程度低；④一般不会造成经济损失；⑤社会影响小
2	低的	①事件发生范围一般；②控制能力较强；③公众关注程度较低；④经济损失较小；⑤有一定社会影响，且未造成国际影响
3	中等的	①事件发生规模大，呈现续发趋势；②控制能力较强；③公众关注程度较高；④经济损失增加；⑤造成一定社会影响和国际影响
4	严重的	①事件发生规模大，出现续发，影响比赛成绩；②控制能力较差；③具有政治敏感性；④造成一定的经济损失和较大的社会影响
5	灾难性的	①事件规模不断扩大，影响赛事正常进行；②控制能力差；③引起全球关注；④原因不明；⑤造成巨大的经济损失和严重的社会影响

3.3 总体风险等级评价方法（表4-3-3）

表4-3-3　核生化突发公共卫生事件风险分析矩阵表

风险概率	风险后果				
	灾难性的	严重的	中等的	低的	极低的
必然发生（++++）	10	9	8	7	6
非常有可能（+++）	9	8	7	6	5
有可能（++）	8	7	6	5	4
不太可能（+）	7	6	5	4	3
基本不可能（+）	6	5	4	3	2

总体风险等级按灰度从深至浅依次为重大、较大、一般和低风险。

4 风险评估结果

4.1 北京赛区核生化突发公共卫生事件风险评估结果（表4-3-4）

风险顺位1：新冠肺炎

风险顺位2：炭疽

风险顺位3：神经性毒剂、放射性物质散布、窒息性刺激毒剂、糜烂性毒剂

风险顺位4：肉毒毒素、利用放射源制造恐怖事件

风险顺位5：全身中毒性毒剂

表4-3-4 北京赛区核生化突发公共卫生事件风险评估结果

风险概率	风险后果				
	灾难性的	严重的	中等的	低的	极低的
必然发生（++++）	10	9	8	7	6
非常有可能（+++）	9	8 新冠肺炎	7	6	5
有可能（++）	8	7 炭疽	6 神经性毒剂	5 肉毒毒素	4
不太可能（+）	7	6 放射性物质散布、窒息性刺激毒剂、糜烂性毒剂	5 利用放射源制造恐怖事件	4 全身中毒性毒剂	3
基本不可能（+）	6	5	4	3	2

总体风险等级按灰度从深至浅依次为重大、较大、一般和低风险。

4.2 延庆赛区核生化突发公共卫生事件风险评估结果（表4-3-5）

风险顺位1：新冠肺炎

风险顺位2：炭疽、神经性毒剂、放射性物质散布、糜烂性毒剂

风险顺位3：肉毒毒素、利用放射源制造恐怖事件

风险顺位4：全身中毒性毒剂

风险顺位5：窒息性刺激毒剂

表4-3-5　延庆赛区核生化突发公共卫生事件风险评估结果

风险概率	风险后果				
	灾难性的	严重的	中等的	低的	极低的
必然发生（++++）	10	9	8	7	6
非常有可能（+++）	9	8	7 新冠肺炎	6	5
有可能（++）	8	7	6 炭疽、神经性毒剂	5 肉毒毒素	4
不太可能（+）	7	6 放射性物质散布、糜烂性毒剂	5 利用放射源制造恐怖事件	4 全身中毒性毒剂	3
基本不可能（+）	6	5	4	3 窒息性刺激毒剂	2

总体风险等级按灰度从深至浅依次为重大、较大、一般和低风险。

4.3 张家口赛区核生化突发公共卫生事件风险评估结果（表4-3-6）

风险顺位1：新冠肺炎

风险顺位 2：炭疽、神经性毒剂、放射性物质散布、糜烂性毒剂

风险顺位 3：肉毒毒素、利用放射源制造恐怖事件

风险顺位 4：全身中毒性毒剂

风险顺位 5：窒息性刺激毒剂

表4-3-6　张家口赛区核生化突发公共卫生事件风险评估结果

风险概率	风险后果				
	灾难性的	严重的	中等的	低的	极低的
必然发生（++++）	10	9	8	7	6
非常有可能（+++）	9	8	7 新冠肺炎	6	5
有可能（++）	8	7	6 炭疽、神经性毒剂	5 肉毒毒素	4
不太可能（+）	7	6 放射性物质散布、糜烂性毒剂	5 利用放射源制造恐怖事件	4 全身中毒性毒剂	3
基本不可能（+）	6	5	4	3 窒息性刺激毒剂	2

总体风险等级按灰度从深至浅依次为重大、较大、一般和低风险。

5　风险分析及管理建议

5.1　核辐射相关恐怖事件

5.1.1　核恐怖事件

根据国际既往恐怖事件类型及安保经验分析，常见的核恐怖事件主要包括：袭击核设施及使用小型核武器（粗糙核武器）。下文对本次赛事中上述两种事件的发生风险进行具体分析。

5.1.1.1 袭击核设施

根据国家核安全局统计数据及冬奥安保部门所提供的相关信息，本届赛事举办地区尚无核电站等核设施分布，因此，该事件发生的可能性不存在。

5.1.1.2 小型核武器爆炸

首先，由于核材料管控极严，恐怖分子难以获取足够剂量制造核武器；其次，控制核爆炸的技术难度高，对爆炸当量和临界点的要求精度极高，恐怖分子掌握该技术的可能性小；最后，即便通过非法手段获得成型核武器，也不可能突破冬奥安保力量的层层有力管控进入赛区，因此，该事件发生的可能性小。

5.1.2 放射性恐怖事件

常见的放射性恐怖事件主要包括：利用放射源制造恐怖事件、放射性物质的非爆炸性及爆炸性散布（脏弹）。此类事件均涉及放射源或放射性物质，可能用于恐怖事件的放射源主要包括工业用放射源、农用放射源及医用放射源等，其获取较为容易；而放射性物质种类繁多、应用广泛，也非常容易获得，侦检防范困难。赛事期间，在强化核素、豁免源、核工业废料的闭环管理，增加场馆的核素安检人防、技防手段的同时，已加强防卫警戒。由于此类事件发生的可能性存在，还应加强医疗应急保障能力的建设。下文对本次赛事中上述事件发生后的医疗风险进行具体分析。

5.1.2.1 利用放射源制造恐怖事件

主要涉及人员的外照射损伤，其医学应急的主要任务为迅速赶赴现场，对受照人员进行初步评估及早期抗辐射药物治疗，该任务由军队系统有关部门完成，此类事件造成的人员伤亡数量有限，其损伤后果较轻，无放射性沾染，医学处置较为简单。

5.1.2.2 放射性物质散布

由于放射性物质散布方式多样，牵连人员数量较多，除外照射问题外，受染人员常存在较为严重的放射性污染和内照射问题，军队系统医学应急部门在对事故现场进行控制扩散、核素侦检、受染人员的初步去污及评估、合理阻吸收及促排工作后，受染人员需及时转运至指定专科医院进一步评估处理，由于此类事件往往涉及人员较多、后果较为严重，因此，参加冬奥保障的院前急救转运部门及具有核事故应急处置能力的地方医疗机构应提前做好此类患者的接诊准备。

5.2　生物突发事件威胁

依据生物突发事件的发现途径和紧急处置程序分为三类情况。

5.2.1　以当前流行的新冠肺炎疫情病例发现为信号

按照国际奥委会和中国政府制定的相关政策、防控指南、隔离救援救治规定组织实施。此类事件发生的可能性最大，影响巨大。目前，冬奥相关人员已全面闭环管理，加强核酸检测等工作，可有效防控新冠肺炎疫情。在国家相关部门、奥组委相关部门的管理及要求下，参加冬奥保障的院前急救转运部门及各定点医疗机构已有较为完善的处置流程和充足的救治能力。

5.2.2　以发现恐怖活动迹象或可疑迹象为信号

公安部门接到举报或报告后，报告事发地反恐怖协调机构或国家反恐怖协调小组。军队系统医学应急部门赶赴事发地，完成现场医学处置。从国际、国内发生此类事件的历史角度分析，常见的生物恐怖事件包括肉毒毒素污染袭击、炭疽杆菌散布袭击等。

5.2.3　以发现异常疾病或死亡为信号

卫生部门经过调查确认疫情为或可疑为非自然情况时，报告事发地反恐怖协调机构，军队系统医学应急部门赶赴事发地，完成现场医学处置。此类事件多由炭疽杆菌、鼠疫杆菌等病原菌引起，目前我国对于此类生物突发事件的处置已具备较为完善的救治流程及防控管理体系。

对于生物突发事件的威胁，建议参加冬奥保障的院前急救转运部门及定点医疗机构组织并加强员工对《中华人民共和国传染病防治法》、各类传染病诊断治疗及处置方案的学习。

5.3　化学突发事件威胁

化学毒剂战剂恐怖袭击事件在大型活动及体育赛事中并不罕见，此外，在车站、地铁等人员密集的相关城市场所的发生也需要警惕。结合历史上常见化学恐怖事件、国内危险化学品管理政策以及冬奥赛事举办地区化学危险品从业单位情况，分析可能存在的化学突发事件包括：有机磷、沙林等神经性毒剂中毒，芥子气、路易氏剂等糜烂性毒剂中毒，氰类等全身中毒性毒剂及光气、氯气、氨气等窒息性刺激毒剂等中毒。在加强源头化工产品的管理，加强室内封闭空间的安保防控措施的同时，应加强对化学突发事件造成的人员伤亡的医疗救援保障能力。此类化学突发事件的速杀性较强，处置时效性强，涉及的人员数量通常较多，现场处置工作十分重要，该任务通常由军队系统有关部门及冬奥闭环内的医疗保障人员完成。因此，军队系统有关部门应加强化学毒剂速效解毒剂等相关医疗物资的储备，冬奥闭环内的医疗保障人员应具备处置化学毒剂损伤患者的医学救治知识及能力。同时，赛场外定点医疗机构应具备相应的医疗资源及救治能力，以便接诊经过现场处置后仍需进一步医疗处理的伤员。

对于冬奥会保障定点医疗机构而言，做好核生化突发公共卫生事件的准备工作，包括：应急医疗人员、医疗救援物资、防护物资、专用治疗药物等应急医疗资源的配置方案；冬奥会定点医疗机构的核生化突发事件的医疗应急预案；建立医疗机构核生化应急能力的监测预警机制，强化跨区域核生化应急医疗资源指挥调度能力；加强核生化相关损伤的医疗救治能力及防护技术培训等。

第四节 应急医学救援预案及工作流程

1 总则

1.1 编制目的

为迅速、有效、规范地开展核生化突发事件场外应急医学救援工作，有效应对冬奥会及冬残奥会可能发生的各类核生化突发事件，最大限度地减少核生化突发事件造成的人员伤亡和社会影响，保障公众身体健康，维护社会稳定，制定本预案。

1.2 编制依据

依据《中华人民共和国突发事件应对法》《突发公共卫生事件应急条例》《突发事件卫生应急预案管理办法》《国家突发公共事件总体应急预案》《卫生部核事故和辐射事故卫生应急预案》《卫生部食品安全事故应急预案（试行）》等有关法律、法规和规范性文件，以及相关国际公约，制定本预案。

1.3 适用范围

本预案主要适用于北京冬奥会定点医疗机构开展核生化突发事件场外应急医学救援工作。

1.4 工作方针及工作原则

统一领导、分级负责；属地管理、明确职责；依法规范，科学有序；反应及时、措施果断；整合资源、信息共享；平战结合、常备不懈；加强协作、公众参与。

1.5 工作任务

按照我国核与辐射事故、化学中毒、传染病应急医疗救护的管理体系，院前急救部门及定点医疗机构主要接收事故现场必须后送进行救治的伤员和病员，对核生化损伤患者或疑似核生化损伤患者提供医疗救护、院前及院内紧急救援和接诊治疗，书写病历记录以及其他有关资料，并妥善保管。医疗机构不具备相应救治能力的，应当将患者及其病历记录复印件一并转至具备相应救治能力的医疗机构。

同时，指导公众采取正确的防护措施，向公众提供医学及心理学的咨询。对受到体表污染的人员进行污染检测和去污处理；对体内污染人员进行促排去污等处理。

2 组织体系及职责分工

2.1 组织体系

北京冬奥会核生化突发事件应急医学救援及医疗资源组织管理体系建议如图 4-4-1 所示。

2.2 冬奥核生化医学救援应急指挥领导小组及其职责

2.2.1 冬奥核生化医学救援应急指挥领导小组

组长由冬奥组委相关部门负责人担任，副组长由冬奥组委医疗管理负责人担任，成员由冬奥组委医疗管理人员组成。小

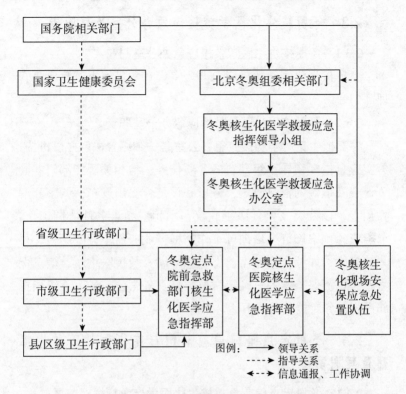

图 4-4-1　北京冬奥会核生化突发事件应急医学救援及医疗资源组织管理体系

组下设核生化医学救援应急办公室。

2.2.2　冬奥核生化医学救援应急指挥领导小组职责

在国务院卫生行政部门、应急管理部门等相关部门的领导下，负责冬奥会赛区核生化事件经现场初步诊治的损伤后送患者的跨区域一体化核生化应急医学救援行动的整体运行，包括受领任务、上传下达、重大应急医疗相关问题的决策、协调相关力量、组织审定本专项预案、制定救援方案、监督执行等以及重大事件应急救治时决定人员、设备和物资等的统筹调配。

2.3 冬奥核生化医学救援应急办公室及其职责

2.3.1 冬奥核生化医学救援应急办公室归属

冬奥核生化医学救援应急办公室设在冬奥组委医疗应急管理部门。

2.3.2 冬奥核生化医学救援应急办公室职责

冬奥核生化医学救援应急办公室是一个综合协调办事机构；落实应急指挥领导小组部署的各项任务；与相关职能部门共同负责突发事件的信息收集、分析和评估，提出发布、调整和解除预警，以及突发事件级别建议；承担应急事务性协调工作；承担应急预案修订、培训等工作。根据业务需求分配席位，可一兼多席：如综合指挥席、态势感知席、救援联络席、信息保障席、物资保障席等，确定席位数量。各席位与各上下级指挥部进行业务对接，上传下达。

2.4 冬奥定点院前急救部门核生化医学应急指挥部及其职责

2.4.1 冬奥定点院前急救核生化医学应急指挥部归属

冬奥定点院前急救部门核生化医学应急指挥部设在120急救中心。

2.4.2 冬奥定点院前急救部门核生化医学应急指挥部职责

冬奥院前急救指挥部是一个协调核生化损伤患者院前急救的综合办事机构；落实应急指挥领导小组及冬奥应急办部署的各项任务；承担院前核生化应急的事务性协调工作。

2.5 冬奥定点医院核生化医学应急指挥部及其职责

2.5.1 冬奥定点医院核生化医学应急指挥部归属

冬奥定点医院核生化医学应急指挥部设在各医院的医务处。

2.5.2 冬奥定点医院核生化医学应急指挥部职责

冬奥定点院内应急指挥部（医务处）是一个协调核生化损伤患者院内救治的综合办事机构；落实应急指挥领导小组及冬奥应急办部署的各项任务；承担定点医疗机构核生化应急的事务性协调工作。

2.6 冬奥核生化医学救援专家组组成及主要职责

2.6.1 冬奥核生化医学救援专家组

设立组长和副组长各一名。专家组成员根据实际需要由各单位相关专业高级职称人员组成，如急诊科、肿瘤化疗与放射病科、骨科、普外科、血液科、成形外科、心胸外科、心内科、呼吸科、神经外科、消化科、血管外科、泌尿外科、眼科、耳鼻喉科、儿科、产科、ICU、麻醉科、药剂科等。

2.6.2 冬奥核生化医学救援专家组职责

医学救援专家组成员应为突发核生化事件医疗救治工作提供咨询、建议，并负责医疗救治的技术指导，必要时参加核生化突发事件的应急处置工作。

2.7 冬奥核生化应急专业队伍组建及主要职责

2.7.1 冬奥核生化现场安保应急处置队伍

根据国家有关安保力量统一部署。负责冬奥场馆及赛区内部核生化突发公共卫生事件的医学应急救治任务。

2.7.2 冬奥定点院前急救部门核生化医学救援应急专业队伍

设立组长和副组长各一名。负责冬奥会转出的核生化突发公共卫生事件损伤患者的转运及转运过程中的医学应急救治任务，并与冬奥现场及冬奥定点医院的专业队伍做好伤员交接工作。

2.7.3 冬奥定点医院核生化医学救援应急专业队伍

各定点医院在本院医务处的统一安排下设立组长和副组长各一名。负责由院前急救部门转来的冬奥会核生化突发公共卫生事件损伤患者的院内医学应急救治任务。由急诊科、肿瘤化疗与放射病科、骨科、普外科等相关科室医护人员作为第一梯队参与分类检伤和救治工作；病房一线、二线甚至三线医护人员作为第二梯队医护人员随时待命，一旦需要，到一线参与救治工作，病房工作岗位由科室另行安排，节假日安排科室医护人员返回岗位参与值班工作；必要时紧急参与救治的人员可以由医务处协调护理部指派相应科室调配医护人员，努力做到合理配置、梯次投入，保证院内救治工作的人力需求。

2.8 核生化应急医疗资源保障组及其职责

2.8.1 冬奥定点院前急救部门核生化应急资源保障组

负责院前应急时人力资源、后勤物资、医疗仪器设备、药品等的物资保障，做好相应储备工作，能够配合院前转运救治工作需求保证供应，保证救治工作的顺利进行。

2.8.2 冬奥定点医院核生化应急医疗资源保障组

负责院内应急时人力资源、后勤物资、医疗仪器设备、药品等的应急需求，平时做好相应储备工作，急需时能够配合临床工作之需保证供应，保证救治工作的顺利进行。

3 医学救援应急响应和终止

3.1 核生化突发事件分级及医学应对（表4-4-1）

3.2 应急医学预案启动

3.2.1 一般情况

冬奥会安保部门（上级部门）通知到应急领导小组组长和副组长，冬奥核生化医学救援应急指挥领导小组迅速召集会议，确定初始应急响应级别，核生化医学救援应急办公室通知上级卫生行政部门应急办公室；冬奥核生化医学救援应急办公室通

表4-4-1　核生化突发事件分级及医学应对

应对分级	一般事件（IV级）	较大事件（III级）	重大事件（II级）	特别严重（I级响应）
启动条件	当出现可能危及冬奥会安全举办的核生化事件，可能出现一定数量人员损伤或疑似损伤，其中，死亡及危重病例＜1例；有关部门确定的其他需要开展医疗卫生救援工作的一般突发核生化事件	当冬奥会出现或可能出现核生化物质释放，事故影响范围仅限于赛场局部区域，出现一定数量的人员损伤，或可能出现较大人员损伤，其中，死亡及危重病例≤3例；有关人民政府及其他需要开展医疗卫生救援工作的较大突发核生化事件	当冬奥会出现或可能出现核生化物质释放，事故影响范围扩大到整个赛区，但未对赛区外公众和环境造成严重影响；出现较大人员损伤，或可能出现重大人员损伤，其中，死亡、死亡危重病例≤5例；省级人民政府及其他需要开展工作的重大突发卫生事件	当冬奥会出现或可能出现核生化物质向环境大量释放，事故后果超越赛区边界，出现重大人员损伤，或可能出现重大人员损伤，其中，死亡、死亡危重病例＞5例，国务院及危重病关部门确定的展医疗卫生救援工作的较大突发核生化事件

续表

应对分级	一般事件（IV级）	较大事件（III级）	重大事件（II级）	特别严重（I级）
响应终止	冬奥核生化医学救援应急办公室组织评估，确认已处于安全状态后，提出终止应急响应建议报上级部门，上级部门研究决定终止IV级响应	冬奥核生化医学救援应急办公室组织评估，确认已处于安全状态后，提出终止应急响应建议报上级部门，上级部门研究决定终止III级响应	冬奥核生化医学救援应急办公室组织评估，确认已处于安全状态后，提出终止应急响应建议报上级部门，上级部门研究决定终止II级响应	上级部门组织评估，当事故已得到有效控制，核生化物质的释放已经停止或已经控制到可接受的水平，基本恢复到安全状态，由上级部门提出终止I级响应建议，报国务院批准。视情成立的国家应急核生化事件指挥部在应急响应终止后自动撤销

续表

应对分级	一般事件（IV级）	较大事件（III级）	重大事件（II级）	特别严重（I级响应）
响应行动（院前急救）	院前急救部门核生化医学应急指挥部接到冬奥核生化医学救援应急办公室关于医疗卫生救援一般事件的有关指示，通报或报告后，立即启动领导小组院前急救点位开展转运救治工作，同时向本赛区首选定点医疗机构传达有关处理情况 上级卫生行政部门在必要时应当快速组织公共卫生专家对突发公共事件医疗卫生救援进行技术指导	院前急救部门核生化医学应急指挥部接到冬奥核生化医学救援应急办公室关于医疗卫生救援较大事件的有关指示，通报或报告后，立即启动领导小组院前急救点位，组织本赛区院前急救点位开展转运救治工作，同时向本赛区多个定点医疗机构传达有关处理情况 上级卫生行政部门在必要时应当快速组织公共卫生专家对突发公共事件医疗卫生救援进行技术指导	院前急救部门核生化医学应急指挥部接到冬奥核生化医学救援应急办公室关于医疗卫生救援重大事件的有关指示，立即启动领导小组工作，组织本赛区院前急救点位，必要时调度其他区域院前开展转运救治工作，同时向本赛区多个定点医疗机构，必要时向本赛区非定点医疗机构及其他医疗机构传达有关处理情况 上级卫生行政部门在必要时应当组织公共卫生专家对突发公共事件医疗卫生救援进行技术指导	院前急救部门核生化医学应急指挥部接到冬奥核生化医学救援应急办公室关于医疗卫生救援特别严重事件的有关指示，通报或报告后，立即启动领导小组工作，组织本赛区院前急救点位，必要时调度其他区域院前急救点位开展转运救治工作，同时向本赛区多个定点医疗机构，必要时向本赛区其他赛区非定点医疗机构及其他医疗机构传达有关处理情况 上级卫生行政部门应当快速组织医疗卫生专家对突发公共事件医疗卫生救援进行技术指导

续表

应对分级	一般事件（IV级）	较大事件（III级）	重大事件（II级）	特别严重（I级响应）
响应行动（定点医院）院内指挥	冬奥定点医院核生化医学应急指挥部接到冬奥核生化医学救援应急办公室及院前急救部门核生化医学应急指挥部关于医疗卫生救援一般救援的有关指示，并向上级部门及时汇报达到有关处理情况；上级卫生行政部门在必要时应当快速组织专家对突发公共事件医疗卫生救援进行技术指导			立即启动领导小组进行技术指导，组织本
伤员人数	≤5	6～19	20～49	≥50
指挥领导	医务处长	医务处长、医疗副院长	医疗副院长、院长	院长
应急准备	常态	启动	启动	启动
接诊区域	各医院自行安排	各医院自行安排	各医院自行安排	各医院自行安排
启动辅助科室	放射科、检验科、超声科优先安排	放射科、超声科安排专用诊室、检验科、输血科到位	放射科、超声科安排专用诊室、检验科、输血科到位	放射科、超声科安排专用诊室、检验科、输血科到位
手术室、ICU	手术室（1～2间）ICU（1～2张）	手术室（5间）ICU（3～4张）	手术室（10间）ICU（5～10张）	全部手术室 全院ICU（10～20张）
调用平车	5	10	30	全院征用

续表

应对分级		一般事件（IV级）	较大事件（III级）	重大事件（II级）	特别严重（I级响应）
响应	通道控制	各医院自行安排	各医院自行安排	各医院自行安排	各医院自行安排
行动（定点医院）	正常工作 应急调整	常态	除放射科、超声科检查基本常态	病房患者常规检查暂停，控制人员流动，暂停探视	疏散急诊患者，各平台科室暂停常规工作，保证应急救治
	应急通信控制	常态	常态	院内联通手机部分控制	院内联通手机部分控制

知相关核生化应急医学救援体系内各定点医疗机构及院前急救部门有关负责人或应急指挥部门，启动应急预案。

3.2.2 紧急情况

授权副组长根据实际情况确定初始应急响应级别，冬奥核生化医学救援应急办公室通知相关核生化应急医学救援体系内各定点医疗机构及院前急救部门有关负责人或应急指挥部门，启动应急预案，同时上报组长，经组长召集会议后确定调整应急响应级别，由冬奥核生化医学救援应急办公室通知上级卫生行政部门应急办公室。

3.3 应急医学响应流程

3.3.1 冬奥总体核生化应急医学响应流程（图 4-4-2）

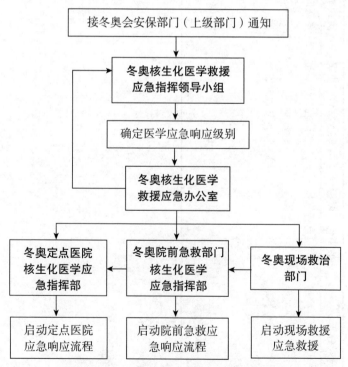

图 4-4-2 冬奥总体核生化应急医学响应流程

3.3.2 院前急救应急响应流程（图 4-4-3）

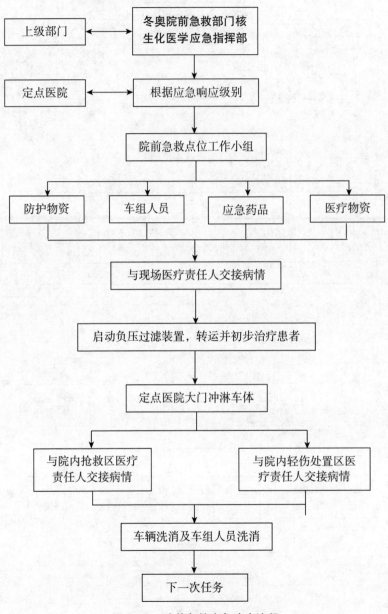

图 4-4-3 院前急救应急响应流程

3.3.3 定点医院应急响应流程（图 4-4-4）

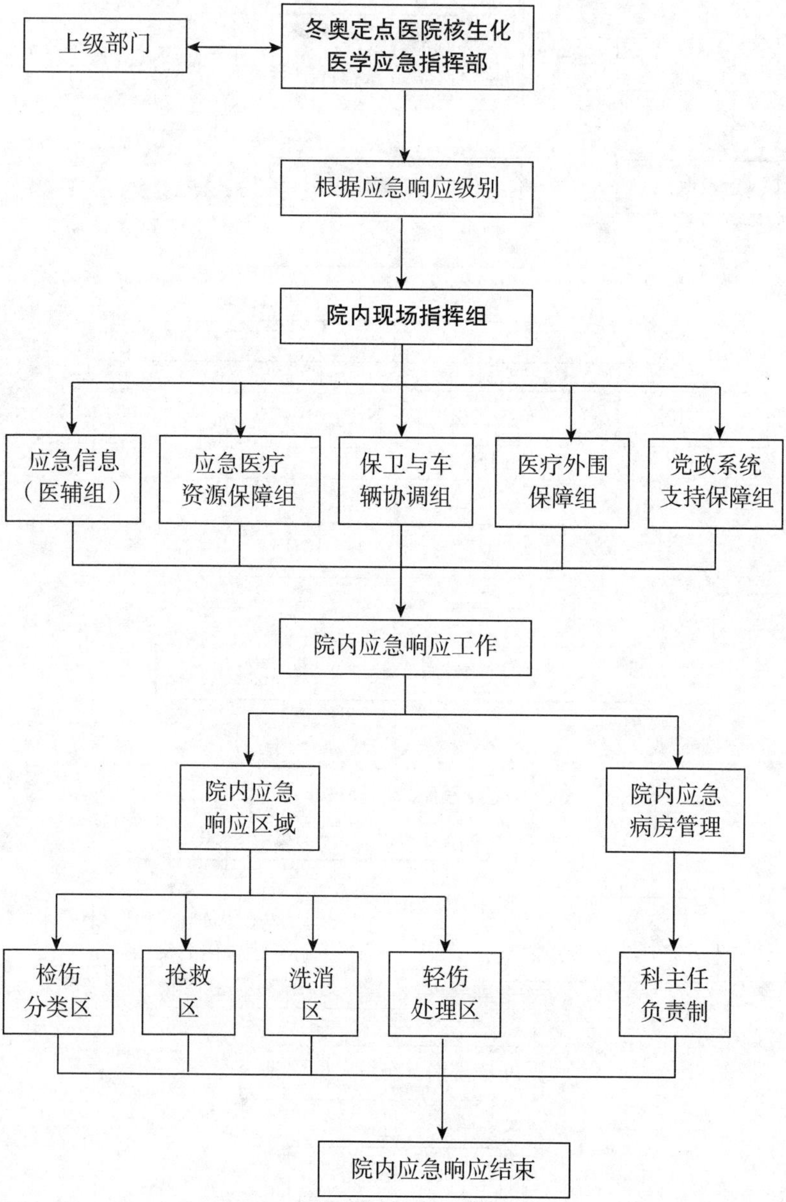

```
┌──────────┐        ┌────────────────┐
│ 上级部门 │◄──────►│ 冬奥定点医院核生化 │
└──────────┘        │ 医学应急指挥部    │
                    └────────────────┘
                            │
                            ▼
                    ┌────────────────┐
                    │ 根据应急响应级别 │
                    └────────────────┘
                            │
                            ▼
                    ┌────────────────┐
                    │  院内现场指挥组  │
                    └────────────────┘
```

应急信息（医辅组）	应急医疗资源保障组	保卫与车辆协调组	医疗外围保障组	党政系统支持保障组

```
                    ┌────────────────┐
                    │ 院内应急响应工作 │
                    └────────────────┘
```

院内应急响应区域	院内应急病房管理

检伤分类区	抢救区	洗消区	轻伤处理区	科主任负责制

```
                    ┌────────────────┐
                    │ 院内应急响应结束 │
                    └────────────────┘
```

图 4-4-4　定点医院应急响应流程

3.4 冬奥定点医院院内核生化应急响应地点及要素

响应地点由各定点医疗机构视本院情况自行拟定。

响应地点内部包括四大基本区域：检伤分类区、急救区、洗消区、轻伤处理区。①检伤分类区：伤员在检伤分类区进行分类标注后送达相应的区域；②急救区：即抢救监护区，对危重病人进行救治及去污；③洗消区：对无外伤且有核生化相关物质外污染（沾染）人员进行洗消处理；④轻伤处理区：对洗消后的伤员及无核生化相关物质外污染（沾染）伤员的处理。

3.5 院内应急病房调整及管理

核生化损伤患者经院内应急响应区处置后，院内转运至相应科室进一步治疗，或根据国家（省、市）现有救治体系转运至相关传染病及其他专科医疗机构进一步治疗。按照上级部门的文件精神，冬奥会各定点医院视具体情况储备应急床位数，方便应急之时伤病员使用。

3.5.1 设置应急医学救援综合救治病区

医院根据平战结合的原则储备核生化医学救援应急床位，成立综合病房。本预案应急床位的安排以核生化损伤特点、可能发生的二次创伤或污染洗消程度等因素安排重点科室储备，以便于管理和救治。详见表4-4-2。

表4-4-2 定点医院重点科室储备应急床位一览表

科室	现有床位	应急拟准备床位	楼层	备注
感染科负压重症监护室、呼吸科负压重症监护室				重症生物传染病、化学中毒患者

科室	现有床位	应急拟准备床位	楼层	备注
急诊重症监护室				重症化学、生物中毒患者
血液科、层流病房				重症核辐射损伤患者
感染科负压病房				合并外污染、传染性损伤患者
职业病科				轻症化学、生物中毒患者
肿瘤化疗与放射病科				轻症核辐射损伤患者
眼科病房				眼部损伤患者
耳鼻喉科病房				耳鼻喉损伤患者
其他（详细补充）				
其他（详细补充）				
总计				

3.5.2　实行科主任负责制

有储备任务的科室不能以任何借口为由在需要时不及时提供床位；无应急床位储备的科室，如果应急任务有需求，以服从医院统一安排为原则。

3.5.3　患者救治空间腾挪

应急需求床位时，医护人员应做好已住院患者的解释工作，安排患者原则顺序为：择期未手术患者动员出院，择期统一办理出院手续；急诊及术后不能出院的患者转运到本科其他病房或者按照医院统一安排转运至其他病房。

3.5.4　应急病房核心组管理

应急病房启用后，科主任及护士长应加强病房管理，及时与应急指挥领导小组沟通伤员病情，加强信息上报工作。

3.5.5　综合救治病房管理

核生化突发事件应急综合病房是指应急储备的病房，包括急诊科、职业病科、感染疾病科、肿瘤化疗与放射病科、耳鼻喉科、眼科病房等。成立临时组织机构。

3.5.6　综合救治病房工作制度

①核生化突发事件急诊患者收入病房，护士通知管理小组领导；②成立二次检伤小组，对新进入的伤员进行二次检伤；③经分检明确的伤员由相应科室派驻医师进行诊治，多发伤、联合伤的伤员经分检组讨论确认后归相应科室管理，不得相互推诿；④实施医师组制管理办法，每个医师组内必须包括一名专科护士负责护理工作；⑤每个医师组每日早 8 时集中在综合救治病房进行联合查房，然后再回普通病房查房或进行其他医疗活动；⑥医务处参与会诊科室的通知和调配；⑦病房按二次检伤结果进行分区、分科伤员安排，并在病房门口处显著位置标记出。

3.5.7　周转病房管理

①从应急储备床位科室转过来的患者，原则上由原科室医务人员管理，科主任为第一责任人，指定专人负责病房及患者管理；②及时按照腕带、床号等安排转入的患者；③加强转运期间的安全管理，避免引起火灾、偷盗等现象；④紧急情况下，可以暂由周转病房的相应医务人员管理，但时间不宜过长，原则不超过 2 小时。

3.6　院内应急响应结束

核生化事故医学救治基本结束，突发事件得到有效控制，伤员病情平稳，应急办（医务处）组织专家会诊讨论认为具备了应急响应结束的条件后，应急办（医务处）提出突发事件级别调整建议，经医院应急领导小组批准后，医院应急领导小组下达解除应急指令，宣布应急结束。

3.6.1 救治现场的处理

请环保局进行环境评估及处理。

3.6.2 洗消后的污水处理

由水泵抽到专门区域。

4 冬奥定点医院院内医学救治

4.1 检伤分类

4.1.1 初次预检分诊和病情评估标准

对于大规模核生化损伤患者采取简洁快速分诊评分：使用早期预警评分（NEWS）（表 4-4-3）联合急诊预检分诊分级标准（表 4-4-4），结合是否短时大剂量核生化毒剂暴露史和分诊护士、医生主观判断进行快速分诊。

4.1.2 预检分诊患者救治区域安置

根据病情严重程度初步将患者分为四级，以红、黄、绿、黑色代表，不同分级患者佩戴相应带序号的不同颜色腕带和伤情卡，引导进入相应救治区域救治（图 4-4-5）。在救治过程中，通过进一步诊疗再次划分损伤严重程度，对需变更者及时调整相应腕带、检伤卡、救治区域和诊治措施。

（1）预检分诊为轻症患者佩戴绿色腕带和检伤卡。引导进入洗消区或轻伤区。

（2）预检分诊为中重症患者佩戴黄色腕带和检伤卡。送至抢救区。

（3）预检分诊为危重症患者佩戴红色腕带和检伤卡。送至

表4-4-3　早期预警评分（NEWS）

生理指标	评分						
	3分	2分	1分	0分	1分	2分	3分
呼吸（次/分）	≤8	—	9～11	12～20	—	21～24	≥25
血氧饱和度（%）	≤91	92～93	94～95	≥96	—	—	—
是否吸氧	—	是	—	否	—	—	—
体温（℃）	≤35	—	35.1～36	36.1～38	38.1～39	≥39.1	—
收缩压（mmHg）	≤90	91～100	101～110	111～219	—	—	≥220
脉搏（次/分）	≤40	—	41～50	51～90	91～110	111～130	≥131
意识水平（AVPU）	—	—	—	A	—	—	V、P、U

A，清醒，V，语言可唤醒，P，疼痛可唤醒，U，不可唤醒。0～4分：低危，入轻症组，绿区。5～6分或任一单项指标达3分：中危，入中重症组，黄区。≥7分：高危，均入危重组，红区。≥12分：极高危，均入危重组，红区。

表4-4-4　急诊预检分诊分级标准（2018年版）

级别	患者特征	级别描述	指标维度		响应程序	标识颜色
			客观评估指标	人工评定指标		
I级	急危	正在或即将发生生命威胁或病情恶化，需要立即进行积极干预	HR>180次/分或<40次/分，SBP<70mmHg或急性血压降低，较平素低30~60 mmHg，SpO$_2$<80%且呼吸急促（经吸氧不能改善，无COPD病史），腋温>41℃，POCT指标，血糖<3.33 mmol/L，血钾>7.0 mmol/L	心搏、呼吸停止或节律不稳定；气道不能维持；休克；明确心肌梗死；急性意识障碍，无反应或仅有疼痛反应（GCS<9分）；癫痫持续状态；复合伤（需要快速团队应对）；急性药物过量；严重的精神行为异常，正在进行的自伤或其他伤行为，需立即药物控制者；严重休克的儿童、婴儿；小儿惊厥等	立即进行评估和救治，安排患者进入红色复苏区	红色

续表

级别	患者特征	级别描述	指标维度		响应程序	标识颜色
			客观评估指标	人工评定指标		
II级	急重	病情危重或迅速恶化，如短时间内不能及时行治疗则危及生命或造成严重的器官功能衰竭；或同进行治疗可对预后产生重大影响，比如溶栓、解毒等	HR：150～180次/分，或40～50次/分，SBP＞200 mmHg或70～80 mmHg，SpO_2＜80～90%且呼吸急促（经吸氧不能改善），发热伴粒细胞减少，POCT指标、ECG提示急性心肌梗死	气道风险：严重呼吸困难、气道不能保护，循环障碍、皮肤湿冷花斑、灌注差／怀疑脓毒症；昏睡（强烈刺激下有防御反应）；急性脑卒中；类似心脏因素的胸痛；不明原因的严重疼痛伴大汗（脐以上）；胸腹疼痛，已有证据表明或高度怀疑以下疾病：急性心梗、急性肺栓塞、动脉夹层、主动脉瘤、急性心肌炎／心包炎、心包积液、异位妊娠、消化道穿孔、睾丸扭转；所有原因所致的严重疼痛（7～10分）；活动性急性严重失血；严重的局部创伤：大的骨折、截肢；过量接触或摄入药物、毒物、化学或放射物质等；严重的精神行为异常（暴力或攻击），直接威胁自身或他人，需要被约束	立即监护生命体征，10 min内得到救治，安排患者进入抢救区	橙色

续表

级别	患者特征	级别描述	指标维度		响应程序	标识颜色
			客观评估指标	人工评定指标		
Ⅲ级	急症	存在潜在的生命威胁，如短时间内不进行干预，病情可进展至威胁生命或产生十分不利的结局	HR：100～150次/分，或50～55次/分；SBP：180～200 mmHg，或80～90 mmHg；SpO_2：90%～94%且呼吸急促（经吸氧不能改善）	急性哮喘，但血压、脉搏稳定；嗜睡（可唤醒，无刺激情况下转入睡眠）；间断癫痫发作；中等程度的非心源性胸痛；中等程度或年龄＞65岁无高危因素的腹痛；任何原因出现的中重度疼痛，需要止痛（4～6分）；任何原因导致的中度失血；头外伤、中等程度外伤，肢体感觉运动异常；持续呕吐、脱水；精神行为异常：有自残风险；急性精神错乱或思维混乱、焦虑、抑郁、潜在的攻击性	优先诊治，安排患者在优先诊疗区候诊，30 min内接诊；若候诊时间＞30 min，需再次评估	黄色

续表

级别	患者特征	级别描述	指标维度		响应程序	标识颜色
			客观评估指标	人工评定指标		
IV级	亚急症	存在潜在的严重性，如短期内不干预情况可能会恶化或出现不利的结局，症状将会加重或持续时间延长	生命体征平稳	吸入异物，吞咽困难，无呼吸困难；呕吐或腹泻，无脱水；中等程度疼痛，有一些危险特征；无肋骨疼痛或呼吸困难的胸部损伤；非特异性的轻度腹痛；轻微出血，轻微头部损伤，无意识丧失，小的肢体创伤，生命体征正常，轻中度疼痛；关节热胀，轻度肿痛；精神行为异常，但对自身或他人无直接威胁	顺序就诊，60 min 内得到接诊，若候诊时间 >60 min，需再次评估	绿色
	非急症	慢性或非常轻微的症状，即便等待一段时间再进行治疗也不会对结局产生大的影响	生命体征平稳	病情稳定，症状轻微；低危病史且目前无症状或症状轻微，无危险特征的微疼痛；微小伤口：不需要缝合的小擦伤、裂伤；熟悉的有慢性症状的患者；轻微的精神行为异常；稳定恢复期或无症状患者复诊，仅开药或医疗证明	顺序就诊，除非病情变化，否则候诊时间较长（2～4 h），若候诊 >4 h，需再次评估	绿色

HR，心率；SBP，收缩压；SpO$_2$，经皮动脉血氧饱和度；GCS，格拉斯哥昏迷评分；POCT，即时检验；ECG，心电图。

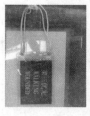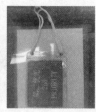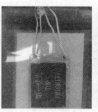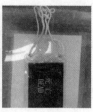

标识颜色	标识说明	分类处理方法
黑	死亡	送至太平间
红	危重度损伤	第一优先处理，送至抢救区
黄	中重度损伤	第二优先处理，送至抢救区
绿	轻度损伤	第三优先处理，送至洗消区或轻伤处理区

图 4-4-5　预检分诊不同伤情标识及救治区域安置

抢救区。极危重出现心脏骤停或即将心脏骤停患者紧急送至抢救区，优先治疗。

（4）预检分诊为死亡患者佩戴黑色腕带。送至太平间。

4.1.3　检查治疗过程中再次病情评估

在轻症处理区、急救区、院内相关救治区域配置核生化损伤评估预警系统或复合损伤评估预警系统，可利用该系统对患者的损伤程度进行辅助评估。

4.1.4　首次评估中的辅助检查及检测

经过初次分检，可能要进行的辅助检查包括但不完全局限于下列项目，仅供参考。①监测：RR、HR、BP、SpO_2、尿量、血气分析；②X线检查：胸、骨盆、颈椎侧位、腰椎侧位，不应因妊娠回避必要的 X 线检查；③超声检查。

4.1.5　检伤分类区域医务人员及职责

4.1.5.1　分类组

分类组职责为伤员的检伤分类、登记和基本信息采集，伤员多、伤情复杂时应使用伤情标识。特殊时期可以采取各相关专科分类检伤备班制，备班名单及联系方式报医务处和总值班备案。

4.1.5.2　污染检测组

污染检测组职责为负责伤员、工作人员辐射剂量、污染物质的检测；负责救治场所的辐射剂量、污染物质的检测。

4.1.5.3　生命支持组

生命支持组职责为对危重伤员实施生命抢救和初步支持治疗。特殊时期可以采取各相关专科分类检伤备班制，备班名单及联系方式报医务处和总值班备案。

4.2　分类后伤员的后续治疗原则

①对同时污染的伤员原则是先抢救生命，后做去污处理。②需要抢救的患者，在急救区迅速展开救治工作，可以边抢救边去污处理。③轻度损伤未合并污染的患者，直接进入轻症处理区进行处理。④合并污染的轻度损伤患者，需进入洗消区进行去污后，再进入轻症处理区进行处理。⑤死亡伤员若有污染则需要去污处理后送至太平间。⑥轻症患者经治疗和短暂观察后，可离院的尽快离院；需住院观察的收治相应病房。⑦中重症或危重症患者病情明显好转可转相应病房住院治疗。⑧病情仍危重者转相应重症监护室住院治疗。⑨病情需转院治疗的，事先联系好相关医院后，确保安全情况下尽快转院。

4.3　患者院内转运或转院

4.3.1　工作任务及职责

经过核生化事件分类检伤、洗消及应急救治后，视情况运送到相应科室住院病房、重症监护病房进一步治疗。保证患者在外出检查、治疗、收治入院过程中的转运安全，防止意外事件发生。各诊治单元的医护人员做好电梯、车辆（轮椅、平车）等物资的准备，做好转运前患者状态评估、患者使用的各种医疗设备的检查和评估，检查和评估转运床，做好相关科室联络和衔接工作，做好病历、药品、衣物等的整理和转运，做好"三查七对"常规工作，做好腕带等双重身份核对措施，做好患者沟通、引导和疏通工作，全程由医生和护士或医辅人员陪同，全程携带性能良好的监护和便携式抢救设备。

4.3.2　工作分工

4.3.2.1　医辅部门工作分工

①医辅部门调度人员在接到重大事故求援电话后，立即报告部门经理或值班主管并启动应急预案；②立即安排运送人员在3分钟内到达急诊抢救室协助医护人员进行抢救工作；③根据事故受伤人员的情况，安排人员到急诊作好伤员入院前的准备工作，包括检查、迁床等；④调度人员应根据现场情况及时调派家在附近的员工加班（备齐应急员工名单，保证联络顺畅）；⑤如运送人员未能及时到位，调度可灵活安排所有当值员工，在不影响正常运转的情况下，进行支援；⑥调度人员应对其他病区的运送要求，根据优先级别进行派工，并做好解释工作，保证病区工作的正常进行。

4.3.2.2　护理部工作分工

①协调急诊科与病房的衔接工作准备；②做好伤员的沟通、引导工作；③协助轮椅、平车等的筹集和调运工作；④保证伤员唯一身份的识别；⑤协调安排需住院伤员。

5　冬奥定点医院院内后期处置

5.1　秩序恢复

突发事件应急处置工作结束后，各相关临床科室、职能部门要积极组织后续救治、医院秩序的恢复工作。对于重点部位和特殊区域，要认真分析研究，提出解决建议和意见，按有关规定报批实施。

5.2　总结与评估

应急办（医务处）、相关职能部门组织对发生的特别重大、重大以及影响范围较大的突发创伤事件的起因、性质、影响、经验教训、恢复、尤其是在医院内部救治过程中的问题进行调查评估，及时收集各类数据，开展事件处置过程分析和评估。事件结束后，要及时对应急处置工作进行总结和评估，提出加强和改进同类事件应急工作的建议和意见，提出防范和改进措施，并向医院应急领导小组报告，做到发生一起，评估一起，总结一起。为预案修订、培训和演练奠定基础。

6　冬奥定点医院信息收集和上报

6.1　信息采集

6.1.1　院内信息上报单位

突发核生化应急事件，依据损伤患者的情况，由负责部门汇总及上报至应急办（医务处）。

6.1.2　一般情况下信息统计工作

响应时，如果没有昏迷伤员，而且医护人员足可以参与到抢救伤员过程中，可参照上述条目进行信息统计，由肿瘤化疗与放射病科汇总上报；但一旦超过上述情况下，需启动如下方案。

6.1.2.1 增加信息统计员

该项人员的增加由病案科人员承担，科主任为具体责任人，负责协调落实本科室人员积极参与到救治各个环节，负责协助落实信息的采集和录入工作。

6.1.2.2 信息录入、统计及上报

登记信息卡台账，进行分类统计，录入信息卡，收集伤员住院、死亡、出院信息并统计，分时段上报伤员信息，入口处、分检处、处置情况及转归信息。住院处实时电话报送伤员入院情况，并根据情况阶段报送纸质入院情况报表。手术室实时电话报送伤员入、出手术室时间。住院后的病情，相关病房应及时定期向应急办（医务处）报送病情进展情况。

6.1.2.3 信息台账内容

包括编号、姓名、性别、年龄、国籍、民族、联系方式、病情级别、初步诊断、分诊时间、住院时间、入手术室时间、出手术室时间、洗消次数、放射病救治、离院时间、转归、去向。

6.1.2.4 统计内容

包括来诊人数、各分级人数、住院治疗人数、手术人数、死亡人数、离院人数。

6.2 信息上报

6.2.1 报告内容

①发生的时间、地点、伤病亡人数及分类；伤病亡人员的姓名、国籍、年龄、性别、致伤病亡原因及伤病亡人员流向；涉及的重要人士；②伤病员的主要伤病情和预后、采取的救治措施及投入的医疗资源；③需要上级卫生行政部门协调解决的问题；④疫情的报告内容根据有关规定执行；⑤信息上报分初

次上报、进程报告以及最后的总结性报告。初次报告表要求于接报后 1 小时内报所在区县卫健委，进程报告表要求于伤员入院后 2 小时内报所在区县卫健委，之后根据规定时限进行进程报告。总结性报告依据伤员在医院治疗结束后的总结报告。

6.2.2　报告程序

6.2.2.1　医院内部报告程序

参加抢救分检人员、各个信息节点为报告责任人。首先汇集到信息工作组，由信息工作组汇总、统计后上报应急办（医务处），由后者上报应急领导小组。

紧急情况下各个信息节点可直接向指挥部组长、副组长等成员报告。

6.2.2.2　医院向上级部门报告程序

应急办（医务处）、总值班在领导小组组长、副组长的指示下，可以分别向北京市卫健委和国家卫健委核事故医学应急中心报告。特殊情况下根据院领导指示直接向卫健委应急办报告。

6.2.3　报告时限

①接诊、抢救医师在接诊或抢救开始 10 分钟内向应急办（医务处）、总值班报告；②应急办（医务处）、总值班在接到报告 10 分钟内向应急领导小组报告；③应急办（医务处）、总值班按应急领导小组指示，在接诊或抢救开始 60 分钟（1 小时）内经领导小组审核后向海淀区、北京市卫健委和北京大学医学部进行初次报告。并尽快向相关部门通报；④进程报告时限为：在接诊或抢救开始 1.5 小时内上报到应急办（医务处）、总值班，应急办（医务处）、总值班经院应急领导小组审定后于接诊或抢救开始 2 小时内上报上级部门。

7 冬奥核生化应急医疗资源保障

7.1 冬奥定点医院核生化应急医疗资源

7.1.1 常规医疗物资储备

医院正常周转的物资储备。可随时保障供应，并与供应商建立 24 小时配送服务保证。

7.1.2 应急药品储备

冬奥定点医院核生化应急药品储备基数按照救治中等损伤程度伤员 50 人次、3 日用药需求计算，并由专人负责应急药品的清点及上报，可通过项目组开发的"核生化应急医学响应辅助决策、指挥调度与情景推演仿真系统"的医院用户端进行上传。应急药品储备细目具体见本章的第六节。

7.1.3 应急防护物资储备

冬奥定点医院应急防护物资储备配置量按照每人每班次配置，并由专人负责应急防护物资的清点及上报，可通过项目组开发的"核生化应急医学响应辅助决策、指挥调度与情景推演仿真系统"的医院用户端进行上传。应急防护物资基数详见见本章的第六节。

7.1.4 应急床位保障

冬奥定点医院自行拟定核生化应急接诊患者床位数，并由专人负责应急防护物资的清点及上报，可通过项目组开发的"核生化应急医学响应辅助决策、指挥调度与情景推演仿真系统"的医院用户端进行上传。

7.1.5 耗材储备

院内应急救治工作所需要的设备、耗材常规储存于应急库房，医务处依据提供的设备、耗材基本清单目录从应急库房领取。需要在院内开展的紧急手术，由手术室依据手术室提供的设备、耗材基本清单目录在储备的手术器械及耗材库中领取。如果院内应急救治所需要的设备、耗材在应急库房未有相应存储，医学工程处接到缺货品目通知后进行备货。各相关部门提供的设备、耗材清单具体见本章的第六节。

7.2　冬奥组委核生化应急医疗资源管理

冬奥组委核生化应急医疗资源管理部门可通过项目组开发的"核生化应急医学响应辅助决策、指挥调度与情景推演仿真系统"的指挥大厅端实时监测各定点医院的核生化应急床位数及应急药品、防护物资等医疗资源情况，并进行调度管理。

8　附则

8.1　预案制定与解释

本预案由冬奥核生化医学救援应急工作领导小组组织制定并负责解释。核生化应急医学救援体系内各定点医疗机构及院前急救部门有关负责人、有关职能部门按照职责分工组织制定并解释本专项应急预案。

8.2　预案维护和更新

8.2.1　修订条件

国家、上级法律法规发生变化；环境发生变化，出现新的危险源；医院需要对应急组织和政策进行调整；通过演练或实战取得启发性经验。预案修订情况应有记录并归档。

8.2.2　修订实施

本预案的修订由冬奥核生化医学救援应急工作领导小组负主要责任、联合相关职能部门负责组织，预案中规定的相关科室、部门配合。

8.3 预案备案

如果需要，本预案报上级管理部门备案。

8.4 预案实施

本预案自批准颁布之日起实施。

第五节 应急医疗资源监测预警机制及资源配置机制

突发公共卫生事件可导致医疗服务的需求在短时间内显著增加或需求异常复杂。激增理论（Surge）是指医疗卫生系统需求在短时间内突然大规模增加，其核心是医疗需求及应对负荷激增。

美国医疗卫生保健系统在 2005 年卡特里娜飓风事件后，加强了突发公共卫生事件（亦称灾难事件）的应急医学管理研究，针对突发事件后医疗需求激增问题，提出了医疗需求激增容量和能力（MSCC）这一概念。MSCC 由两部分组成：①医疗需求激增容量，即在医疗需求激增超出医疗机构的正常承受范围时，评估管理急剧增长的患者容量并对患者进行紧急医疗处理的能力，主要侧重于医疗物资的应急与管理；②医疗需求激增能力，即在医疗需求激增超出医务人员的业务能力及人力数量时，消除或缓解人力资源限制，主要侧重于医疗需求激增中的人力资源管理。

1 应急医疗资源监测预警机制

激增的医疗需求与患者容量密切相关，解决医疗需求激增问题的重点在于明确与患者人数相匹配的床位数量、医务人员、应急药品、常用耗材及医疗设备等是否充足。

医疗需求激增监测预警机制主要包含以下要素及流程：①评估冬奥核生化应急整体医疗应急救援需求；②明确各医疗点位现有医疗资源供应情况（或应急医疗资源配置基数）；③分级、分段启动应急医学救援预案；④触发医疗需求激增监测预警机制；⑤启动跨区域应急医疗资源手动、自动调度。

1.1 评估冬奥核生化应急整体医疗应急救援需求

评估是应对和处理紧急救援行动的基础。冬奥核生化医学救援应急指挥领导小组或冬奥核生化医学救援应急办公室可根据现场受灾人群大小、结构等人口学特征，判断冬奥会核生化突发事件的性质、影响范围，评估冬奥核生化应急整体医疗应急救援需求。

1.2 明确各医疗点位现有医疗资源供应情况（或应急医疗资源配置基数）

院前急救部门和冬奥定点医院核生化医学应急指挥部通过"核生化应急医学响应辅助决策、指挥调度与情景推演仿真系统"上传本部门（点位）医疗资源现况；或根据各部门（点位）实际情况，确定并上传本部门（点位）应急医疗资源配置基数。

1.3 分级、分段启动应急医学救援预案

冬奥核生化医学救援应急指挥领导小组根据整体医疗应急需求和各医疗点位的现有医疗资源供应情况，分级、分段启动应急医学救援预案。

1.4 触发医疗需求激增监测预警机制

当单一点位的实际医疗需求＞现有医疗资源供应能力的50%，"核生化应急医学响应辅助决策、指挥调度与情景推演仿真系统"触发医疗需求激增监测预警机制，提醒院前急救部门和冬奥定点医院核生化医学应急指挥部通过系统提交应急医疗资源调度申请。

1.5 启动跨区域应急医疗资源手动、自动调度

冬奥核生化医学救援应急指挥领导小组或冬奥核生化医学救援应急办公室接到点位应急医疗资源调度申请后，通过"核生化应急医学响应辅助决策、指挥调度与情景推演仿真系统"启动跨区域应急医疗资源手动、自动调度。

2 应急医疗资源配置机制

冬奥会及冬残奥会等大型赛事举办时，核生化突发事件可造成应急医疗救治需求急剧上升，医疗系统需要从日常性医疗卫生服务工作中部分或全部转换为应急性医疗卫生服务，直接考验医院系统应对公共卫生紧急情况的能力。此类突发公共卫生事件通常使医院计划和准备工作量倍增，医院现有人力、物力、精神资源消耗速度远超补给速度。剧增的医院应急性资源需求直接导致医院因资源不足而出现混乱无序的失衡状态。

本项目结合 10 种基于北京、延庆及张家口的地域环境，结合核生化毒剂特性，分析各赛区核生化事件发生的可能种类，以 10 种核生化事件的院前、院内医疗救援作为任务牵

引，建立以静态医疗资源定点储存及车载式资源动态移动方式结合的医疗资源配置体系，满足区域核生化事件的基本医疗资源配置需求。并可通过"核生化应急医学响应辅助决策、指挥调度与情景推演仿真系统"实现跨区域应急医疗资源调度。具体内容如下。

2.1　静态配置

以冬奥会定点医疗机构为单位，按照救治核生化相关损伤的中等程度伤员 50 人次、3 日内医疗资源储备需求（注：抢救用药按照重症伤员 5 人次、3 日用药储备需求计算），制定静态核生化应急医疗资源配置方案，包括：核生化应急医学救援药品、医务人员配比及防护物资、常见应急物品及耗材等（详见第六节）。

各冬奥会定点医疗机构可结合各医院的实际情况，制定并上传本单位所能接受的核生化伤员类型、人数及医疗资源配置细目。

2.2　动态配置

以院前急救车辆为单位，按照救治核生化损伤的中等程度损伤患者 5 人次（注：抢救用药按照重症伤员 1 人次），制定动态核生化应急医疗资源配置方案，包括车组人员、防护物资、应急药品、医疗物资等（详见第六节）。

第六节 医疗资源配置细目

1 冬奥会定点医院核生化应急医学救援药品清单（表4-6-1）

表4-6-1 冬奥会定点医院核生化应急医学救援药品清单

药品分类	药品通用名称	剂型	药品规格	包装数量	计件单位	基数	实数	生产厂家/药品来源	备注
循环、呼吸系统急症常用抢救药物	盐酸肾上腺素注射液	注射剂	1 ml：1 mg	10支/盒	盒		5盒	×××公司	
	重酒石酸去甲肾上腺素注射液	注射剂	1 ml：2 mg	10支/盒	盒		5盒	×××公司	
	硫酸异丙肾上腺素注射液	注射剂	2 ml：1 mg	2支/盒	盒		50盒	×××公司	
	重酒石酸间羟胺注射液	注射剂	1 ml：10 mg	10支/盒	盒		15盒	×××公司	
	盐酸多巴胺注射液	注射剂	2 ml：20 mg	10支/盒	盒		35盒	×××公司	

续表

药品分类	药品通用名称	剂型	药品规格	包装数量	计件单位	基数	实数	生产厂家/药品来源	备注
循环、呼吸系统急症常用抢救药物	盐酸多巴酚丁胺注射液	注射剂	2 ml：20 mg	10 支/盒	盒	60 盒		×××公司	
	盐酸艾司洛尔注射液	注射剂	2 ml：0.2 g	5 支/盒	盒	25 盒		×××公司	
	盐酸普罗帕酮注射液	注射剂	10 ml：35 mg	5 支/盒	盒	45 盒		×××公司	
	盐酸胺碘酮注射液	注射剂	5 ml：0.15 g	6 支/盒	盒	15 盒		×××公司	
	去乙酰毛花苷注射液	注射剂	2 ml：0.4 mg	5 支/盒	盒	30 盒		×××公司	
	硝酸异山梨酯注射液	注射剂	10 ml：10 mg	5 支/盒	盒	15 盒		×××公司	
	呋塞米注射液	注射剂	2 ml：20 mg	10 支/盒	盒	75 盒		×××公司	
	注射用硝普钠	注射剂	50 mg	5 支/盒	盒	15 盒		×××公司	
	盐酸乌拉地尔注射液	注射剂	5 ml：25 mg	5 支/盒	盒	25 盒		×××公司	

续表

药品分类	药品通用名称	剂型	药品规格	包装数量	计件单位	基数	实数	生产厂家/药品来源	备注
循环、呼吸系统急症常用抢救药物	尼可刹米注射液	注射剂	1.5 ml: 0.375 g	10 支/盒	盒	5盒		×××公司	
	盐酸洛贝林注射液	注射剂	1 ml: 3 mg	10 支/盒	盒	10盒		×××公司	
	盐酸利多卡因注射液	注射剂	5 ml: 0.1 g	5 支/盒	盒	10盒		×××公司	
消化系统常用对症药物	甲氧氯普胺片	片剂	5 mg	100 片/瓶	盒	10瓶		×××公司	
	昂丹司琼注射液	注射剂	4 ml: 8 mg	5 支/盒	盒	10盒		×××公司	
	注射用还原型谷胱甘肽	注射剂	0.6 g	10 瓶/盒	盒	50盒		×××公司	
	法莫替丁片	片剂	20 mg	24 片/盒	盒	15盒		×××公司	
	铝碳酸镁咀嚼片	片剂	0.5 g	50 片/盒	盒	10盒		×××公司	
镇静、镇痛常用药物	地西泮注射液	注射剂	2 ml: 10 mg	10 支/盒	盒	10盒		×××公司	
	苯巴比妥钠注射液	注射剂	1 ml: 10 mg	10 支/盒	盒	10盒		×××公司	
	咪达唑仑注射液	注射剂	1 ml: 5 mg	5 支/盒	盒	10盒		×××公司	
	盐酸异丙嗪注射液	注射剂	1 ml: 25 mg	10 支/盒	盒	5盒		×××公司	

续表

药品分类	药品通用名称	剂型	药品规格	包装数量	计件单位	基数	实数	生产厂家/药品来源	备注
糖皮质激素	地塞米松磷酸钠注射液	注射剂	1 ml: 5 mg	10 支/盒	盒	30 盒		×××公司	
	注射用甲泼尼龙琥珀酸钠1	注射剂	40 mg	10 瓶/盒	盒	15 盒		×××公司	
	注射用甲泼尼龙琥珀酸钠2	注射剂	500 mg	10 瓶/盒	盒	15 盒		×××公司	
止血药物	维生素K1注射液	注射剂	1 ml: 10 mg	10 支/盒	盒	5 盒		×××公司	
	人纤维蛋白原	注射剂	0.5 g	1 瓶/盒	盒	30 盒		×××公司	
	注射用尖吻蝮蛇血凝酶	注射剂	1 IU	4 瓶/盒	盒	10 盒		×××公司	
	人凝血酶原复合物	注射剂	200 IU	1 套/盒	盒	15 盒		×××公司	
溶剂、液体类	碳酸氢钠注射液	注射液	250 ml: 12.5 g	1 瓶/袋	袋	15 袋		×××公司	
	氯化钠注射液	注射液	500 ml: 4.5 g	1 袋	袋	150 袋		×××公司	

续表

药品分类	药品通用名称	剂型	药品规格	包装数量	计件单位	基数	实数	生产厂家/药品来源	备注
溶剂、液体类	羟乙基淀粉复方制剂	注射液	500 ml	1袋	袋	150袋		××× 公司	
其他	5% 葡萄糖注射液	注射液	500 ml：25 g	1袋	袋	150袋		××× 公司	
	50% 葡萄糖注射液	注射剂	20 ml：10g	5支/盒	盒	5盒		××× 公司	
	胰岛素注射液	注射剂	10 ml：400 U	2支/盒	盒	10盒		××× 公司	
	肝素钠注射液	注射剂	2 ml：12500 U	10支/盒	盒	5盒		××× 公司	
抗感染药物（含炭疽患者治疗药品）	注射用头孢哌酮钠他唑巴坦钠	注射剂	1.5 g	1瓶/盒	盒	150盒		××× 公司	
	注射用哌拉西林钠舒巴坦钠	注射剂	2.5 g	4瓶/盒	盒	40盒		××× 公司	
	甲硝唑片	片剂	0.2 g	100片/瓶	瓶	10瓶		××× 公司	
	乳酸环丙沙星氯化钠注射液	注射剂	0.2 g	1瓶/盒	盒	60瓶		××× 公司	
	盐酸多西环素片	片剂	0.1 g	24片/盒	盒	15盒		××× 公司	

续表

药品分类	药品通用名称	剂型	药品规格	包装数量	计件单位	基数	实数	生产厂家/药品来源	备注
抗感染药物（含炭疽患者治疗药品）	诺氟沙星胶囊	胶囊	0.1 g	24粒/盒	盒	20盒		×××公司	
	注射用亚胺培南西司他丁钠	注射剂	0.5 g	1瓶/盒	盒	90盒		×××公司	
新冠患者专用	重组人干扰素α-2b喷雾剂	气雾剂	10 ml：100万 U	1瓶/盒	盒	15盒		×××公司	
	注射用利巴韦林	注射剂	0.5 g	10瓶/盒	盒	15盒		×××公司	
	盐酸阿比多尔片	片剂	0.1 g	12片/盒	盒	10盒		×××公司	
	托珠单抗	注射剂	2 ml：400 mg	4瓶/盒	盒	5盒		×××公司	
肉毒中毒专用药品	多价肉毒抗毒素（A、B、E）	注射剂							部队来源
	A型肉毒抗毒素	注射剂							部队来源

续表

药品分类	药品通用名称	剂型	药品规格	包装数量	计件单位	基数	实数	生产厂家/药品来源	备注
神经毒剂中毒专用药品	抗神经毒自动注射针	注射剂							部队来源
	药用炭片	片剂	0.3 g	100片/瓶	瓶	5瓶		×××公司	
	硫酸镁	粉剂	50 g	50克/袋	袋	10袋		×××公司	
	氯解磷定注射液	注射剂	2 ml：0.5 g	10支/盒	盒	20盒		×××公司	
	硫酸阿托品注射液	注射剂	1 ml：0.5 mg	10支/盒	盒	20盒		×××公司	
	盐酸戊乙奎醚注射液	注射剂	1 ml：1 mg	6支/盒	盒	20盒		×××公司	
氰类中毒专用药品	抗氰自动注射针	注射剂							部队来源
	亚硝酸异戊酯吸入剂	吸入剂	0.2 ml	10支/盒	盒	10盒		×××公司	
	亚硝酸钠注射液	注射剂	10 ml：0.3 g						市应急办储备

续表

药品分类	药品通用名称	剂型	药品规格	包装数量	计件单位	基数	实数	生产厂家/药品来源	备注
氯类中毒专用药品	硫代硫酸钠注射液	注射剂	20 ml：1 g	5 支/盒	盒	25 盒		×××公司	部队来源
芥子气专用药品	二巯基眼膏								部队来源
	二巯基油膏								
核事故专用药品	银耳孢糖胶囊					8 盒			核与放射事故医学应急专用药物箱
	碘化钾片					2 瓶			
	依地酸钙钠注射液					3 盒			
	磷酸铝凝胶					8 盒			
	大豆蛋白粉（褐藻酸钠型）					6 盒			

续表

药品分类	药品通用名称	剂型	药品规格	包装数量	计件单位	基数	实数	生产厂家/药品来源	备注
核事故专用药品	大豆蛋白粉（果胶型）					3盒			
	氢氯噻嗪片					1瓶			
	甲氧氯普胺片					1瓶			

药品基数计算方法：按照救治中等损伤程度伤员50人次、3日用药储备需求计算；抢救用药按照重症伤员5人次、3日用药储备需求计算。

2　冬奥会定点医院核生化应急医务人员防护物资清单（表4-6-2～表4-6-4）

表4-6-2　生物事件防护物资配置

区域	人员类型	人数	医用防护口罩(N95)	防护面屏	护目镜	正压防护头罩	医用乳胶手套	医用靴套	橡胶靴套	一次性医用防护服	可重复洗消防护服
总计			50	6	6	10	100	12	9	14	9
检伤分类区(污染)	医生	1	2			1	4		1		1
	护士	1	2			1	4		1		1
	医辅人员	1	2			1	4		1		1
急救区(污染)	医生	2	4			2	8	2		2	
	护士	4	8			4	16	4		4	
	医辅人员	2	4			1	8	2		2	
轻症处理区(污染)	医生	2	4	2	2		8	2		2	
	护士	3	6	3	3		12	3		3	
	医辅人员	1	2	1	1		4	1		1	

续表

区域	人员类型	人数	医用防护口罩(N95)	防护面屏	护目镜	正压防护头罩	医用乳胶手套	靴套		防护服	
								医用靴套	橡胶靴套	一次性医用防护服	可重复洗消防护服
洗消区（污染-清洁）	医辅人员（洗消前）	2	4				8		2		2
	医辅人员（洗消后）	2	4				8		2		2
污染区通道	医辅人员（污染）	1	2				4		1		1
清洁区通道	医辅人员	1	2				4		1		1
心理咨询区（清洁）	医辅人员	2	4				8				
说明	病人经洗消之前所在或经过的区域，医护人员按高等级防护，故分诊、洗消前和污染通道使用正压头罩；病人经洗消后所在或经过的区域，医护人员可降级防护，故洗消后和污染通道使用口罩；其中急救区可能会收治未洗消病人，故采用高级别防护		原则上，医护人员尽可能使用可洗消重复使用的防护用品，减小新品配发，垃圾处理负担，但需要开展医疗处置的区域，应严格遵守卫生要求，如防护服和套靴未经熏蒸处理，需使用医用防护服和医用套靴								

物资配置量按照每人每班次配置，每天的配置量需要按班次数翻倍。

表4-6-3　化学防护物资配置

区域	人员类型	人数	医用外科口罩	过滤式防毒面具	正压防护头罩	医用乳胶手套	丁基胶防毒手套	医用靴套	橡胶靴套	一次性医用防护服	可重复洗消防护服	隔绝式防毒衣
总计		12	7	7	11	80	10	14	4	14	7	7
检伤分类区（污染）	医生	1	1	1	1		1				1	1
	护士	1	1	1	1		1				1	1
	医辅人员	1	1		1		1				1	1
急救区（污染）	医生	2			2	10		2		2		
	护士	4			4	20		4		4		
	医辅人员	2			2	10		2		2		
轻症处理区（污染）	医生	2		2		10		2		2		
	护士	3		3		15		3		3		
	医辅人员	1		1		5		1		1		
洗消区（污染-清洁）	医辅人员（洗消前）	2	2	2		10	5		2		2	
	医辅人员（洗消后）	2	2						2			2

续表

区域	人员类型	人数	医用外科口罩	过滤式防毒面具	正压防护头罩	手套		靴套		防护服		
						医用乳胶手套	丁基胶防毒手套	医用靴套	橡胶靴套	一次性医用防护服	可重复消洗式防护服	隔绝式防毒衣
污染区通道	医辅人员（污染）	2	2	2			2					2
清洁区通道	医辅人员	2	2			10			2		2	
心理咨询区（清洁）		2	2									
说明	病人经洗消之前所在或经过的区域，医护人员按高等级防护，故分诊、洗消前所在和污染通道经过的区域，医护人员可降级防护，故病人经洗消后所在或经过的区域，洗消后污染通道用医用防护服，医护人员用口罩；其中急救区、轻症处置区，洗消后急救区可能会收治未洗消病人，应采用高等级防护，故采用高等级防护，但考虑用医用防护服，但考虑防毒衣、防毒手套和医用套靴不满足医疗卫生要求，故选用医用防护服，医用手套直接接触病人身上沾染或残留的液态物质，需注意意救治时不能直接接触病人用头罩。另外，考虑到减少新品配发，垃圾处理负担，剂渗透中毒；洗消后清洁通道选用可重复使用防护服和橡胶套靴。											

物资配置量按照每人每班次配置，每天的配置量需要按班次数翻倍。

140

表4-6-4 核防护物资配置

区域	人员类型	人数	医用防护口罩	防护面屏	护目镜	正压防护头罩	医用乳胶手套	靴套		防护服		
								医用靴套	橡胶靴套	一次性医用防护服	可重复洗消防护服	核辐射防护套装（服）
总计		50	50	6	6	10	100	12	9	14	7	21
检伤分类区（污染）	医生	1	2			1	4		1		1	1
	护士	1	2			1	4		1		1	1
	医辅人员	1	2			1	4		1		1	1
急救区（污染）	医生	2	4			2	8	2		2		2
	护士	4	8			4	16	4		4		4
	医辅人员	2	4			1	8	2		2		2
轻症处理区（污染）	医生	2	4	2	2		8	2		2		2
	护士	3	6	3	3		12	3		3		3
	医辅人员	1	2	1	1		4	1		1		1
洗消区（污染-清洁）	医辅人员（洗消前）	2	4				8		2			2
	医辅人员（洗消后）	2	4				8		2		2	

续表

区域	人员类型	人数	医用防护口罩	防护面屏	护目镜	正压防护头罩	医用乳胶手套	靴套		防护服		
								医用靴套	橡胶靴套	一次性医用防护服	可重复洗消防护服	核辐射防护套装（服）
污染区通道	医辅人员（污染）	2	2				4		1			2
清洁区通道	医辅人员	2	2				4		1		2	
心理咨询区（清洁）		2	4				8					
说明		医用防护服和可重复洗消防护服配置同生物防护服配置；当存在较大辐射防护需求时，医护人员身体重点部位应选用核辐射防护服或可重复洗消防护服配合使用										

物资配置量按照每人每班次配置，每天的配置量需要按班次数翻倍。①所有区域人员均实行8小时工作制（三班倒），②伤员接诊基数，中度损伤患者50人次，其中抢救区接诊人次为5人，③轻症患者治疗区，医患比为1：5，重症患者治疗区，医患比为1：2，④国家要求医护比约为1：1.5，本项目医护比根据区域内工作性质不同进行调整；预检分诊医护辅比为1：1，急救区医护辅比为1：2：1，轻症区医护辅比为1：1.5：0.5

3　北京突发核生化事件应急医疗救援信息报告渠道和方式（表4-6-5）

表4-6-5　北京突发核生化事件应急医疗救援信息报告渠道和方式

卫生行政部门	信息报告固定联系方式（电话、传真、邮箱）			具体负责人及联系手机
	正常工作日（9:00至18:00）	非工作日（18:00至次日9:00、节假日、双休日）	电子邮箱	
北京市卫生健康委员会	83978616; 83978615 (Fax)	83970677, 83970908; 83970679 (Fax)	yjb@bjhb.gov.cn	李×187×××××××××
东城区卫生健康委员会	64040302; 64040302 (Fax)	64040302; 64040302 (Fax)	wjwbgs@bjdch.gov.cn	刘×135×××××××××
西城区卫生健康委员会	82061987; 82061990 (Fax)	82061987; 83365315 (Fax)	xwyjb@bjxch.gov.cn	王××138×××××××××
朝阳区卫生健康委员会	65859611; 65859802 (Fax)	65856777; 65859610 (Fax)	weishengxinxi@126.com	张×136×××××××××
海淀区卫生健康委员会	88364120; 88364005 (Fax)	88364999; 88364227 (Fax)	wjwjkk@mail.bjhd.gov.cn	鹿××133×××××××××
丰台区卫生健康委员会	63811950; 63805425 (Fax)	63805425; 63805425 (Fax)	ftwjwwsyjb@mail.bjft.gov.cn	聂××134×××××××××
石景山区卫生健康委员会	88605025; 88605023 (Fax)	68879937; 88605071 (Fax)	sjsyjb2014@163.com	吴××173×××××××××

续表

卫生行政部门	信息报告固定联系方式（电话、传真、邮箱）			具体负责人及联系手机
	正常工作日（9：00 至 18：00）	非工作日（18：00 至次日 9：00、节假日、双休日）	电子邮箱	
房山区卫生健康委员会	89356807；89366721	89356807；89366721（Fax）	fshwshj@163.com	张××136××××××
门头沟区卫生健康委员会	60802953；60802953（Fax）	60801937；60801937（Fax）	wjwyjzx@bjmtg.gov.cn	任××136××××××
通州区卫生健康委员会	69544082；69549060（Fax）	69544082；69549060（Fax）	tzfbk@bjtzh.gov.cn	张×159××××××
顺义区卫生健康委员会	89453157；89453170（Fax）	89453150；89453170（Fax）	shyfbk@163.com	鲍××158××××××
大兴区卫生健康委员会	60283833；60283833（Fax）	69244335；69244335（Fax）	wsjfzfbk@bjdx.gov.cn	冷×136××××××
昌平区卫生健康委员会	69746223；69746223（Fax）	69746223；69746223（Fax）	cpwsj@sina.com	赵×186××××××
平谷区卫生健康委员会	69962638；69962638（Fax）	69962638；69982390（Fax）	khxaof@bjpg.gov.cn	王××153××××××
怀柔区卫生健康委员会	89683651；89683238（Fax）	89683651；89683238（Fax）	wsjkw@bjhr.gov.cn	孟×138××××××
密云区卫生健康委员会	69041278；69041278（Fax）	69041278；69041278（Fax）	wjwyjb@bjmy.gov.cn	王××138××××××
延庆区卫生健康委员会	69101695；69106800（Fax）	69144281；69144281（Fax）	yqxwsjyjb@163.com	丛××136××××××

4　冬奥会定点医院核与辐射医学应急专用设备（表4-6-6）

表4-6-6　冬奥会定点医院核与辐射医学应急专用设备

配备设备及物资	现有情况	数量
辐射测量仪器及设备		
门式辐射监测仪	有	2 台
X 线、γ 射线巡测仪（环境水平）	有	2 台
α、β 射线表面污染检测仪	有	4 台
β、γ 射线表面污染检测仪	有	4 台
个人剂量计报警仪	有	50 台
个人剂量剂	有	50 个
放射防护用品		
污染防护服（C 级、D 级防护服）	有	50 套
带呼吸器的防护面具（B 级防护服）	有	12 个
防护面屏	有	50 个
防护靴（B 级防护服）	有	12 个
洗消专用设备		
局部洗消装置	有	2 台
洗消帐篷	有	2 顶

5 冬奥会定点医院核生化应急专用洗消箱（表4-6-7）

表4-6-7 冬奥会定点医院核生化应急专用洗消箱

物品名称	数量
洗眼瓶	1 个
塑料量杯	1 个
一次性使用手术单	10 个
医用外科口罩	10 个
医生帽	10 个
一次性灭菌手套	10 个
压缩毛巾	10 条
手刷	10 个
医用棉签	10 包
污物袋	10 个
医用纱布	10 包
遮蔽胶带（创面敷贴）	10 包
剪刀	1 把
敷料镊	1 个
指甲刀	1 个
备皮刀	10 个
圆珠笔	1 支

6 冬奥会定点医院核生化应急常用设备、耗材基本清单（表 4-6-8 ~ 表 4-6-10）

表4-6-8 医工处核生化应急常用设备、耗材基本清单

序号	品名	规格	单位	数量
1	3M 胶布	3M 1530C-0 1.2 cm×9.1 m（24 卷 / 盒）	卷	480
2	不可吸收缝合线	强生 慕丝 SA845G 4#（2-0）	盒	10
3	不可吸收缝合线	强生 慕丝带针 W2511（3-0）	盒	10
4	弹力绷带	安吉 10×450	卷	96
5	弹力绷带	安吉 15×450	卷	96
6	简易呼吸器	VBM 85-10-190	套	3
7	口咽通气道	INTERSURGICAL 1113090 9.0	个	30
8	气管插管	柯惠 7.0 有囊 18770	根	10
9	气管插管	柯惠 7.5 有囊 18775	根	20
10	气管插管管芯	VBM 90-10-333	根	1
11	伤口敷料	3.5 m×7 cm 不透明普通垫 3662CU（50/ 盒）	片	2000
12	脱脂药棉	创新 500 克 / 包（特）	包	28
13	氧气面罩	Intersurgical 高浓度 1202	个	5
14	氧气雾化面罩	INTERSURGICAL 1453	个	40
15	医用绷带	联盟 3 列 180 轴 / 箱	轴	360
16	医用绷带	联盟 4 列 180 轴 / 箱	轴	180
17	医用纱布方	创新 7.5 cm×7.5 cm-16 层无菌（5 片 / 袋）	片	3750
18	医用橡皮膏	联盟 26×500（30 筒 / 箱）	筒	30
19	Y 型静脉留置针	洁瑞 18G 50 支 / 盒 4 盒 / 箱	支	200
20	Y 型静脉留置针	洁瑞 20G 50 支 / 盒 4 盒 / 箱	支	100

续表

序号	品名	规格	单位	数量
21	Y 型静脉留置针	洁瑞 22G 50 支 / 盒 4 盒 / 箱	支	200
22	Y 型静脉留置针	洁瑞 24G 50 支 / 盒 4 盒 / 箱	支	200
23	鼻氧管	可邦单塞	支	100
24	两用听诊器	鱼跃，两用	付	7
25	导尿包	舒贝康 14#	套	30
26	敷料镊	金钟 14 cm J42020	把	5
27	敷料镊	金钟 20 cm 无钩 J42050	把	5
28	肝素帽	苏州碧迪 388638	个	400
29	硅塑吸痰管	德尔 12#	支	100
30	静脉输液针	洁瑞 7#	支	2000
31	口表	鱼跃	支	20
32	棉签	利源 加棉 4×500×10	箱	1
33	普通止血钳	金钟 12.5 cm 弯 J31020	把	10
34	乳胶管	5×7	米	90
35	双腔气囊导尿管	uro 10F	支	10
36	双腔气囊导尿管	uro 12F	支	10
37	双腔气囊导尿管	uro 14F	支	10
38	双腔气囊导尿管	uro 16F	支	10
39	双腔气囊导尿管	uro 18F	支	10
40	双腔气囊导尿管	uro 20F	支	10
41	双腔气囊导尿管	uro 22F	支	10
42	双腔气囊导尿管	uro 8F	支	10
43	无菌手术刀片	金环 碳钢 11#	片	100
44	无菌手术刀片	金环 碳钢 15#	片	100
45	无菌手术刀片	金环 碳钢 21#	片	100
46	氧气袋	SY-42	个	2

续表

序号	品名	规格	单位	数量
47	一次性口杯	塑料	个	2000
48	一次性乳胶手套	瑞京 大号	盒	20
49	一次性乳胶手套	瑞京 小号	盒	60
50	一次性乳胶手套	瑞京 中号	盒	100
51	医用灭菌手套	瑞京 无粉 6.5# 400×1	付	400
52	医用灭菌手套	瑞京 无粉 7# 400×1	付	400
53	医用灭菌手套	瑞京 无粉 7.5# 400×1	付	400
54	一次性使用输血器	洁瑞 9# 加药	支	200
55	一次性使用输液器	洁瑞 7#	支	320
56	一次性使用输液器	洁瑞 8#	支	320
57	一次性注射器	洁瑞 10 ml 带针 0.8×38	支	800
58	一次性注射器	洁瑞 1 ml 带针 0.45×16	支	2000
59	一次性注射器	洁瑞 20 ml 带针 1.2×38	支	600
60	一次性注射器	洁瑞 2 ml 带针 0.6×25	支	1600
61	一次性注射器	洁瑞 50 ml 带针 1.2×38	支	300
62	一次性注射器	洁瑞 5 ml 带针 0.7×32	支	1200
63	一次性注射器	洁瑞溶药 20 ml 带针 1.6×33	支	600
64	高分子夹板	津威康达 12.5×115	袋	5
65	高分子夹板	津威康达 12.5×75	袋	10
66	氧立得		台	12
67	AB 剂		袋	12

表4-6-9　手术室核生化应急常用设备，耗材基本清单

序号	品名	规格	单位	数量
1	医用纱布方	德天 12.5 cm×12.5 cm-16 层钡线	片	250
2	医用纱布方	德天 7.5 cm×7.5 cm-12 层	片	1000
3	粗纱	5 块/包	包	30
4	小纱垫	5 块/包	包	20
5	小粗纱	5 块/包	包	20
6	大纱垫	5 块/包	包	10
7	胶布		筒	2
8	弯盘		个	2
9	药碗		个	2
10	全麻盘		个	2
11	刀片	60 片	盒	1
12	丝线	7#	盒	5
13	无菌手术衣		件	14
14	一次性腹口		件	25
15	刷手服		件	28
16	外科清创器械		套	6
17	骨科创伤器械		套	2
18	线锯		根	50
19	手摇钻		把	1
20	电钻	含备用电池、充电器	套	1
21	克氏针		支	50
22	钢丝		根	10
23	克丝钳		把	2
24	石膏绷带		卷	84

表4-6-10　医务处核生化应急常用设备，耗材基本清单

序号	品名	规格	单位	数量
1	监护起搏除颤仪	飞利浦 M3535A	台	1
2	自动分析心电图仪	FCP-7202/FX7202	台	1
3	病人监护仪	SureSigns VM6	台	1
4	负压吸引器	MC-600D 交直流	台	1
5	喉镜	TIMESCO 三叶片	套	1
6	简易呼吸器	VBM85-10-190	套	1
7	氧气瓶	4 L	台	1
8	氧气瓶	2 L	台	1
9	血压计	汞柱式	台	2
10	血压计	表式	台	3
11	快速血糖仪		台	1
12	担架	铲式可调	副	3
13	高分子夹板	津威康达 12.5 cm×115 cm	袋	10
14	颈托		副	10
15	心电图纸		卷	4
16	气管插管		支	3
17	血糖试纸		盒	2
18	热释光剂量计		个	42
19	抗凝试管		个	100
20	不抗凝试管		个	100
21	试管架		个	4
22	75% 医用酒精	每瓶 100 ml	瓶	10
23	3% 碘酊	每瓶 500 ml	瓶	5
24	生理盐水	500 ml 和 100 ml	瓶	各 10 瓶
25	肥皂水		瓶	10

续表

序号	品名	规格	单位	数量
26	棉球		小包	50
27	棉签		大包	2
28	监护起搏除颤仪	ZOLL M-Series	台	1
29	病人监护仪	飞利浦 MP30	台	1
30	呼吸机	泰科 PB760	台	1
31	监护起搏除颤仪	卓尔 M-Series	台	1
32	自动分析心电图仪	GE MAC1200	台	1
33	病人监护仪	飞利浦 MP30	台	2
34	转运呼吸机	Draeger Oxylogo 2000 plus	台	1

7 冬奥会定点医院核生化应急常用物品储备清单（表4-6-11 ～ 表4-6-13）

表4-6-11 文具库核生化应急常用物品储备清单

普通装备	规格	数量
塑料桶	大、小	各 10 个
整理箱	大	10 个
收集容器	小整理箱	20 个
不同规格的塑料袋	48 cm×46 cm、21 cm×21 cm	各 200
废物袋	78 cm×90 cm、56 cm×64 cm	各 100
竹夹子	个	5
拖鞋	双	120
毛巾等	块	120
标签和带不粘胶的标签	大红标签	10 张
记事板（夹记录表格用）		10 个

续表

普通装备	规格	数量
保鲜膜	大	5 卷
剪刀、指甲钳	个	各 4 个
记号笔	红、蓝、黑	各 5 支
签字笔	蓝	10

表4-6-12　被服库核生化应急常用物品储备清单

普通装备	规格	数量
洗消结束后人员更换衣物（病号服）	套	120
封口胶带	卷	10
外科手术服	标准	50
床单	标准	50 个
塑料布	标准（宽1.5）	1 卷
收集体液或分泌物的容器（尿杯）	封闭型	200
密封袋	大、中、小	各 100
鞋套		50
眼镜		24

表4-6-13　供应室核生化应急常用物品储备清单

普通装备	规格	数量
换药包	标准	20
缝合包	标准	5
治疗巾	标准（包）	20
小纱布	小包（200）	2 大包
棉垫	小包（40）	1 大包
不锈钢治疗盘	个	10
卵圆钳	个	5

续表

普通装备	规格	数量
大号止血钳	个	5
一次性注射器	2、5、10、20 ml	各200
棉球	小包	50
棉签	大包	2

8 冬奥会院前急救医疗资源动态移动配置方案

8.1 车组人员

医生、护士、司机、担架员各一名（紧急情况可不配置担架员）。

8.2 防护物资清单

以院前急救车辆为单位，制定防护物资清单（表4-6-14）。

表4-6-14 单位车辆防护物资清单

名称	数量
呼吸及头面部	
防护面屏	4个
医用防护口罩（N95）	8个
护目镜	4个
正压防护头罩	4个
手部	
医用乳胶手套	20副
丁基胶防毒手套	4副

续表

名称	数量
足部	
医用靴套	8 副
橡胶靴套	4 副
躯干	
一次性医用防护服	8 套
可重复洗消防护服	4 套
核辐射防护（服）套装	4 套

8.3 应急药品清单

以院前急救车辆为单位，抢救用药按照重症伤员 1 人次，制定应急药品清单（表 4-6-15）。

表4-6-15 单位车辆应急药品清单

药品通用名称	剂型	药品规格	基数
硝酸甘油注射液	注射剂	1 ml：5 mg	2 支
盐酸普罗帕酮注射液	注射剂	10 ml：35 mg	2 支
盐酸肾上腺素注射液	注射剂	1 ml：1 mg	10 支
硫酸异丙肾上腺素注射液	注射剂	2 ml：1 mg	2 支
盐酸多巴胺注射液	注射剂	2 ml：20 mg	5 支
盐酸洛贝林注射液	注射剂	1 ml：3 mg	5 支
尼可刹米注射液	注射剂	1.5 ml：0.375 g	5 支
阿托品	注射剂	1 ml：0.5 mg	2 支
阿托品	注射剂	1 ml：5 mg	2 支
氯解磷定	注射剂	2 ml：0.5 g	2 支
呋塞米	注射剂	2 ml：10 mg	2 支

药品通用名称	剂型	药品规格	基数
去乙酰毛花苷注射液	注射剂	2 ml：0.4 mg	2 支
多索茶碱注射液	注射剂	10 ml：0.2 g	2 支
氨茶碱注射液	注射剂	2 ml：0.25 g	2 支
复方氨林巴比妥	注射剂	2 ml	2 支
盐酸胺碘酮注射液	注射剂	5 ml：0.15 g	2 支
呋塞米注射液	注射剂	2 ml：20 mg	2 支
盐酸乌拉地尔注射液	注射剂	5 ml：25 mg	2 支
盐酸利多卡因注射液	注射剂	5 ml：0.1 g	2 支
地西泮注射液	注射剂	2 ml：10 mg	2 支
盐酸异丙嗪注射液	注射剂	1 ml：25 mg	2 支
地塞米松磷酸钠注射液	注射剂	1 ml：5 mg	2 支
注射用甲泼尼龙琥珀酸钠	注射剂	40 mg	2 支
注射用尖吻蝮蛇血凝酶	注射剂	1 IU	2 支
0.9% 氯化钠注射液	注射剂	500 ml：4.5 g	3 袋
5% 葡萄糖注射液	注射剂	500 ml：25 g	3 袋
50% 葡萄糖注射液	注射剂	20 ml：10 g	2 支

8.4 医疗物资清单

　　以院前急救车辆为单位，按照救治核生化损伤的中等程度损伤患者 10 人次，制定医疗物资清单（表4-6-16）。

表4-6-16　单位车辆医疗物质清单

名称	数量	名称	数量
多功能除颤、监护、起搏器（耐低温）	1 台	电极片	2 包
心电图机（耐低温）	1 台	套管针	10 个

续表

名称	数量	名称	数量
呼吸机（耐低温）	1 台	输液器	10 个
心肺复苏箱（包括麻醉咽喉镜、简易呼吸器、心脏泵、可视喉镜）	1 套	止血带	3 根
吸痰器（电动）（耐低温）	1 台	输液贴膜	20 个
氧气瓶（3 L 便携式）	1 个	三角巾	20 个
氧气瓶（10 L 车载式）	2 个	输液标签	20 个
供氧装置及氧气瓶连接的管道	1 套	输液贴	20 个
棉签	10 包	吸氧管（鼻导管）	10 根
心电图纸	3 卷	吸氧面罩	5 个
胶布	5 个	5 ml 注射器	20 个
导电膏	1 支	10 ml 注射器	20 个
血糖试纸	1 盒	20 ml 注射器	5 个
吸痰管	10 根	一次性担架单	2 包
砂轮	2 个	一次性手套	1 盒
一次性帽子	1 包	酒精棉片	50 个
气管插管（含导丝）	5 个	利器盒	1 个
听诊器	1 个	一次性外科口罩	1 盒
便携式血压计	1 个	口咽管	3 个
快速血糖检测仪	1 台	手电筒	2 个
便携式耳温枪	1 个	口咽通气道	5 个
剪刀	2 把	一次性呕吐腹泻物应急处置包	10 个
镊子	1 个	颈托	10 个
脊椎固定板	1 个	固定骨折夹板（SAM 板）	20 个
负压担架	1 个	加压止血带	10 个

续表

名称	数量	名称	数量
上车担架	1 台	检伤伤票	10 套
铲式担架	1 台	弹力绷带卷	5 个
快速手消	2 瓶	一次性纱布敷料	10 个
消毒湿巾	2 包	快速止血材料	3 个
医疗垃圾袋	10 个	75% 乙醇	2 瓶
		尸体袋	2 个

8.5 其他物资清单

以院前急救车辆为单位，制定其他物资清单（表 4-6-17）。

表4-6-17 单位车辆其他物资清单

名称	数量	名称	数量
800 兆手台	1 台	保温毯	10 个
毛毯	2 个	救护车防滑链	1 套
输液加温器	10 个	暖宝	10 包
车辆雪地脱困板	1 套		

第五章　核生化应急救援的人员 VR 训练评估

核生化事件具有人员伤亡大、伤情复杂、易造成社会恐慌、对经济及环境危害大等特点。三防（防核、生物、化学武器）医学救援力量大多依托人员携带装备进入事故区域进行现场采样、侦检、救治及洗消，安全风险高，可能存在人员心理压力大及体能消耗大、信息沟通不畅等问题，影响事故处置效率。因此，开展核生化应急救援培训对于应急救援活动的实施有着很大的指导作用。

1　VR 核生化应急救援培训体系

构建核生化应急救援培训体系是开展核生化应急救援培训的基础，通过设置涵盖 3 种核辐射及 7 种生化损伤救治的模拟培训理论基础模块，让被培训人员对核生化应急救援有基础的认知，其中理论基础模块部分包括损伤救治场景中损伤的临床表现与救治原则等内容。然后在理论基础模块的基础上设置模拟培训的设备模块，再设置评价考核模块及评价考核的分析模块，对模拟培训系统的既往回溯、培训要点进行剖析并生成考核指标。综合以上模块形成不同核生化损伤场景的医学救援模拟培训体系（图 5-1-1）。

1.1　理论基础

理论基础主要以图文和现场教学为主，图文通过资料的形式发送给学员提前学习，然后组织学员在线下进行更加深入的

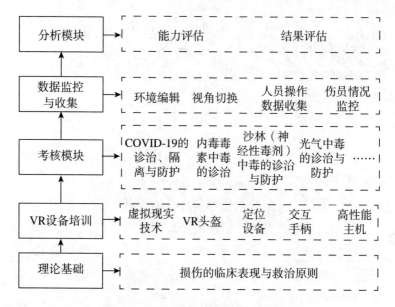

图 5-1-1　核生化应急救援模拟培训体系

教学，教学内容包括：吸入性炭疽（肺炭疽）的诊治、隔离与防护，COVID-19 的诊治、隔离与防护，肉毒毒素中毒的诊治，沙林（神经性毒剂）中毒的诊治与防护，光气中毒的诊治与防护，芥子气中毒的诊治与防护，氰化物中毒的诊治，核辐射内污染及照射的诊治与防护，核辐射外照射的诊治与防护，核辐射外污染的诊治与防护等。

　　理论学习可以帮助医护人员了解应急救援的基础知识，通过演练进一步掌握操作要点，最终达到减少核生化事故应急处置中的错误操作与不熟练操作，将事故对伤员的影响降至最低的目的。

1.2　VR 设备培训

　　VR 设备培训是利用先进的虚拟现实技术将冬奥赛场和医院救治场景进行真实还原，然后模拟多种不同的核生化场景及患者病情，学员可以通过 VR 头盔、手柄等硬件设备对虚拟场景中的核生化病情人员进行交互和治疗，从而达到具有临场感的核生化应急模拟培训。

VR 设备培训主要由运行系统、显示系统、交互系统、定位系统、音响系统、培训系统软件这六大系统组成，辅助设备包括交换机、数据线缆、座椅设备、遥控器、机械架构等内容（图 5-1-2）。

1.2.1　运行系统

由于系统包含 VR 培训模式，故需要较高性能的主机，建议显卡配置在 2060 及以上。

1.2.2　显示系统

通过电脑显示器、大屏、VR 头盔等形式展示学员实时看到的救援场景，电脑显示器是针对以 PC 模式进行训练的学员，大屏显示器针对监控端，VR 头盔针对沉浸感和科技感有需求的学员。

1.2.3　交互系统

交互系统包括 VR 手柄与键鼠，VR 手柄是真实人物与虚拟场景中的核生化病情人员进行交互的主要工具，键鼠是系统启动及 PC 训练的学员进行使用。

1.2.4　定位系统

该系统一般需要 2～3 人进行配合训练，需要较大的场地，建议配置定位空间为 4 m×3 m，扫描视场的水平视场为 120°，垂直视场为 120°。

1.2.5　音响系统

音响系统的主要功能是展示虚拟病人在场景中的声音，增强沉浸感。

1.2.6　培训系统

基于 VR 的核生化损伤应急医学救援模拟培训系统采用智

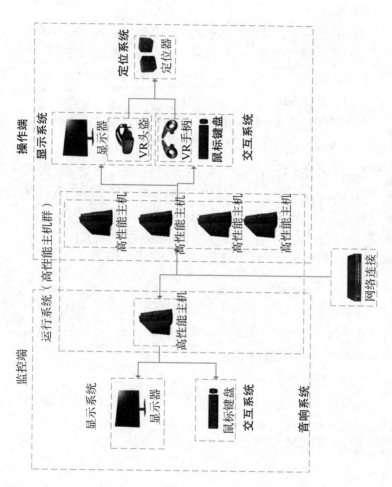

图 5-1-2 基于 VR 核生化应急救援模拟培训系统示意图

能虚拟现实技术，具有多任务、协同化、低成本的特点，在资源管理、人员训练、教学评估等方面有着不可替代的作用。

1.3　考核模块

考核模块针对十种不同的核生化应急救援场景，包含多种不同的具有动态演变的患者及病情，学员将对各种患者通过不同的医治流程进行救治，具体的考核内容如下。

1.3.1　准备阶段

由医院准备前往事故现场：医务人员应准确携带不同任务类型对应的必要设备材料，否则扣去相应分值。医务人员应按照正确顺序穿戴防护服，否则扣去相应分值。

1.3.2　初步诊断阶段

到达临时卫生点现场，对患者进行初步诊断：医务人员应首先询问患者病情，针对不同任务类型对应的要点进行体格检查，进行不同操作。初步处理后最后应为患者佩戴口罩，为呼吸困难的患者佩戴鼻导管吸氧，使用担架转运至急救车厢内。未能正确操作时，应视情况扣除相应分值或判定任务失败。

1.3.3　转运阶段

情况严重的患者经初步处理后，需要从临时卫生点转运至医院：转运途中，医务人员应继续观察伤员情况，视情况进行心电监护、测量血压、面罩吸氧等操作。未能正确操作时，应视情况扣除相应分值或判定任务失败。

1.3.4　院内救治阶段

到达院内，对不同情况的患者应进行进一步处理：医务人员应再次询问患者病情，针对不同任务类型及病情对应的要点再次进行体格检查；针对不同任务类型及病情进行取样送检，采用相应治疗方案进行治疗；最终在患者病情稳定后，院内转运至相关科室进行治疗，任务结束。未能正确操作时，应视情况扣除相应分值或判定任务失败。

1.4 数据监控及收集

数据监控及收集是通过监控端对学员在培训过程中进行实时的多视角监控，并进行数据收集及任务回放等内容。

数据监控包含全局多视角监控和切换以及信息数据传输，可以实时调整当前任务环境参数，例如天气、时间、风向、风速等；可以调整场景中元素从而影响任务流程，例如调整患者状态、激活突发事件、禁用某些功能或工具；可以监控任务的实时情况，例如以全局视角（上帝视角）观察全局进度，以某个角色或者某个载具的视角观察局部对象的详细操作过程；可以实时监控每个患者的病情；可以作为数据中心收集并处理各个单机客户端的数据，以图表等形式直观地显示出来；可以进行分屏操作，同时监控多个训练人员的操作流程。

1.5 分析模块

分析模块主要是对收集到的各种数据及信息进行分析，评估学员在训练过程中的能力训练情况，以达到培训效果。分析模块包括人员能力评估和结果评估，人员能力评估包括汇报能力、评估能力、决策能力和执行能力四种能力。具体分析内容如下：

1.5.1 人员能力评估

1.5.1.1 汇报能力

汇报能力从清晰性、完整性、专业性、积极性及互动性五个方面对医务人员进行评估。清晰性指的是汇报人在汇报患者病情及其他相关状况时表述是否清晰，汇报内容是否能够被接收人轻松识别。完整性是指汇报人是否能够察觉患者病情以及实施救治的所有关键因素，并完整地传达给接收人。专业性是指汇报人能否利用专业的简令进行沟通交流，以避免不必要的误解。积极性是指汇报人的语气、态度是否积极，消极的态度会影响信息的传递与接收，从而影响救援任务的执行。互动性是指接收人在接收到汇报人的信息之后能够将"已接收到信息"这一情况恰当地反馈给汇报人，形成良好的信息通路。

1.5.1.2 评估能力

评估能力从信息把握能力、信息分析能力及方案制定能力三个方面对医务人员进行评估。信息把握能力是指接收人接收到汇报人汇报的信息后能否准确把握和提取信息并反映到应对的救治方案中。情景分析能力是指通过收集各汇报人的信息能否准确分析出当前病人状态、外界环境状态以及实施救治状态。方案制定能力是指能否根据当前状态制定合理的应对方案以及执行方案。

1.5.1.3 决策能力

决策能力从决策过程配合度、决策过程果断性及决策过程合理性三个方面对医务人员进行评估。决策过程配合度指的是决策过程是否有冲突、是否充分考虑成员的意见，虽然决策的主体主要在于负责人，但是作为一个医务组，在制定决策的时候应确保充分考虑医务组成员的意见和建议，作出决策之后保证医务组成员知情。核生化事件救治过程一般是在紧急情况下执行，而且遇到一些突发情况时，时间就是生命，因此在做决策的过程中要果断坚决。决策结果正确性是指最终的决策是否正确，是否能够应对相应情况并保证安全。

1.5.1.4 执行能力

执行能力从执行过程正确性和执行过程果断性两个方面对人员进行评估。执行过程正确性指的是负责人作出决策后并将任务下达给各成员，各成员是否能够按照负责人的命令进行相应的操作，操作是否正确到位。执行过程果断性是指在接收到负责人的命令之后能否迅速做出反应，不慌张不拖延。

1.5.2 结果评估

上述阶段均完成后，根据仿真结果进行评估，任务总耗时（t_total）关系到有多少伤员能够接受治疗，根据任务总耗时得到一个位于 0 ~ 1 范围内的系数（COEFICIENT）：通过查阅相关资料或咨询专家，针对不同任务类型确定其标准任务耗时（t_standard），任务总耗时小于等于标准任务耗时，系数为 1；任务总耗时超出两倍标准任务耗时，系数为 0；任务总耗时为标准任务耗时的 1 ~ 2 倍，系数由下式得出：

$$COEFFICIENT=1-（t\_total-t\_standard）/t\_standard$$

救援成功率（Success rate）关系到有多少伤员能够被妥善处置，根据任务成功率得到一个位于 0 ~ 10 范围内的分数：

$$SCORE=Success\ rate \times 10$$

仿真结果由任务总耗时系数（COEFICIENT）与救援成功率分数（SCORE）的乘积得出。

2 VR 培训的优势

2.1 降低培训成本

传统的医学教学需要很多昂贵的医疗设备进行辅助，现实中很难让每个学生都进行实际操作，通过 VR 的方式可以大大降低教学培训的成本。

2.2 突破时间空间限制

医学教学培训中，有很多病情在特殊场景下才会发生，而且需要很长时间发生病变，通过 VR 技术可以突破这些现实中的限制，能更加方便快速地教学。

2.3　避免教学危险

很多医学上的病情具有高度传染性和传播性，在教学过程中很难避免这些危险，而 VR 教学可以彻底隔绝这些潜在的危险。

2.4　提高学生兴趣

虚拟仿真技术在医学实验教学中的应用能够将声音、图像和相关的多媒体演示功能结合，沉浸加体验式的教学，充分地提高了学生的兴趣。同时，将具体的教学内容变得形象和生动，而且有一定的视觉能方便学生理解和掌握。

第六章　新型冠状病毒肺炎病例实地模拟演练方案

1　演练背景

当今全球的新型冠状病毒肺炎（新冠肺炎）疫情对我国冬奥会及冬残奥会的筹办带来了严峻挑战，2022 年的冬奥会以"两地三赛区"的形式举办，对于应急医学救援体系提出了更高要求。为保障冬奥会及冬残奥会的顺利举办，需要从院前院内衔接、防护洗消、应急医疗心理救治技术、信息实时联动共享、模拟培训等各个方面进行统筹规划及实地模拟演练，以期高标准、高质量推进冬奥会及冬残奥会的医疗保障工作顺利开展。

2　演练目标

总体目标为通过实地模拟演练使应急救援人员熟悉冬奥期间及后冬奥时代新型冠状病毒肺炎疫情响应流程和救援技术等内容，了解自身职责和任务，提升实际处置能力，并通过演练进一步完善相关应急预案，提升医疗卫生机构在新冠肺炎疫情中综合应急组织、管理水平。主要包括以下方面：①完善突发公共卫生事件医疗应急救援工作流程；②锻炼突发公共卫生事件医疗应急队伍实战能力；③完善院前与院内之间的衔接机制；④完善突发公共卫生事件院内救治工作流程，主要包括院前处置转运、院内综合救治、医疗资源调度、心理援助、信息共享联动、基于 VR 的核生化应急医学救援模拟培训和核生化防护洗消等内容。

3　演练时间及地点

建议选择开阔地域作为演练地点，演练时间根据实际情况制定。

4　演练想定

本次演练为综合性实战演练，模拟奥运村出现 1 名发热伴干咳患者及密接人群数名，积极开展该新冠疑似病例的现场处置及转运后送工作，同时开展密接人群的临时就地隔离安置工作。院前处置及后送由院前急救部门承担，将疑似患者转运至定点医疗机构，该阶段需准备救护车、负压隔离担架、院前救援处置人员、相关仪器设备、防护及医疗物资等。在疑似患者到达定点医疗机构前，接诊区需做好接诊前准备工作，如准备隔离抢救室或负压隔离病房、医护及其他相关工作人员、相关医疗仪器设备、各类防护、洗消及医疗物资。在救护车到达后，迅速实施预检分级、救治和转运工作，最后将疑似病例转运至负压隔离病房行后续治疗并实施终末消毒。此外，在以上演练内容基础上，还包括院前院内心理救援工作、车辆及院内信息联动共享、远程会诊、防护洗消、基于 VR 的新冠处置模拟培训以及医疗资源的配置调度，以对该项目考核指标进行全面综合演练，展示目前的研究成果、项目进展。

根据演练想定，演练科目设置如下。

4.1　院前现场处置及转运后送任务

院前现场处置及转运后送任务由院前急救部门负责，包括现场救援人员、防护医疗物资准备、救援车辆以及通信保障设备等准备。

4.2 院内救治任务

院内救治任务由定点医疗机构负责，包括患者入院后的救治工作、准备隔离抢救室或负压隔离病房、医护及其他相关工作人员、相关医疗仪器设备、各类防护、洗消以及医疗物资。

4.3 院内心理救援任务

借助应激心理救援系统和心理应激评估及干预系统对入院后新冠疑似病例进行智能化心理评估及心理综合干预。

4.4 基于VR模拟培训系统的冬奥专区医护人员培训任务

利用VR模拟培训系统构建新冠疫情场景，受训人员使用该系统进行相关处置流程的学习和考核。

4.5 院内防护、去污洗消任务

从车辆入院至患者交接完成过程，实施车辆外部内部、车组人员、患者入院通道的去污洗消工作。

4.6 院前、院内信息共享联动、远程会诊任务

从患者上车至院内实现信息共享联动，启动远程专家会诊，实时评估车内患者病情。

4.7 医疗资源配置调度任务

利用资源配置调度系统，实时监测物资储备情况，同时模拟展示从其他预设资源配置位点调配医疗物资至演习地点。

4.8 医疗职业防护

医疗职业防护将贯穿于整个演练过程，涉及防护服穿脱、

护目镜和面屏佩戴等。

4.9　隔离科目

包含院前、院内隔离区划分以及患者隔离处置等内容。

5　演练类型

此次演练类型设置为综合实地演练，通过全方位模拟疑似新冠肺炎患者实际发生场景，检验应急救援体系突发事件的整体应对能力，包括现场处置、转运后送、院内综合救治、心理救援、职业防护、去污洗消、信息联动共享、医疗资源配置调度和专业应急医学救援模拟培训。

6　演练整体流程

见示意图（图6-1-1）。

7　演练终结

在此次演练结束后1周内进行汇报总结，对演习过程中存在的问题进行汇报总结，不断完善该演习方案。

8　演练具体措施

8.1　院前转运过程防护标准

8.1.1　新冠肺炎的确诊病例轻型、普通型、疑似病例和无症状感染者的转运防护标准

人员防护：穿戴工作服、一次性帽子、双层乳胶手套、医用防护服（可洗消）、医用防护口罩，根据是否有喷溅性操作，选择防护面屏或护目镜、一次性防渗透隔离衣、鞋套、胶靴和一次性靴套等，注意手卫生等。

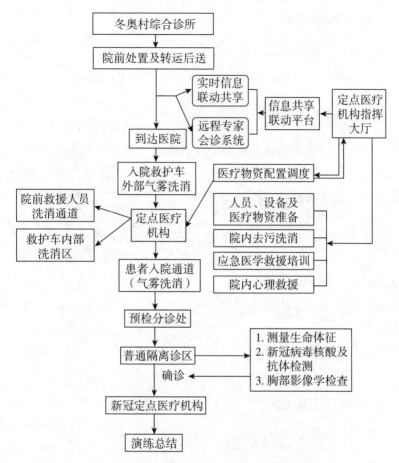

图 6-1-1 演练整体流程（新冠肺炎定点医疗机构）

车辆消毒：任务完成后回洗消中心消毒。

医疗设备消毒：任务完成后回洗消中心消毒。

车辆电子设备（包括：记录仪、车载 GPS 等）消毒：任务完成后回洗消中心消毒。

8.1.2 新冠肺炎的确诊病例重型、危重型转运防护标准

人员防护：穿戴工作服、一次性帽子、双层乳胶手套、医用防护服（一次性）、医用防护口罩、防护面屏或护目镜，加穿一次性防渗透隔离衣、鞋套、胶靴和一次性靴套等，注意手卫生等。

车辆消毒：任务完成后回洗消中心消毒。

医疗设备消毒：任务完成后回洗消中心消毒。

车辆电子设备（包括记录仪、车载 GPS 等）消毒：任务完成后回洗消中心消毒。

8.2　院前救护车洗消流程

封闭管理区车组人员和救护车如需前往指定洗消站完成洗消工作，先请示现场负责人，现场负责人请示场馆医疗经理，得到允许后，车组人员穿戴二级防护，提前半小时联系定点洗消站后，完成救护车和人员洗消工作，如单纯加油可只去司机。

人员按照洗消流程完成人员洗消和脱防护服流程。救护车由专职或兼职洗消员完成车辆内部洗消流程，用含氯消毒剂（1000 mg/L）或过氧化氢（5% ~ 7.5%）喷洒，前车厢物表用 75% 酒精擦拭，车外观及轮胎用含氯消毒剂 1000 mg/L 喷洒。消毒静置半小时后，司机完成清水洗车后，擦拭车辆及物体表面。

如需给急救车加油，应前往指定加油站，加油期间除驾驶员外，其他车组人员严禁下车随意走动，司机按要求佩戴一次性医用外科口罩、一次性手套。加油后车组返回驻地，向现场负责人汇报，继续待命。

当天现场负责人做好洗消站洗消登记，备查。

8.3　院内综合救治医疗仪器设备与物资清单

普通隔离诊区每间诊室均需配备墙壁氧源、鼻导管和吸氧面罩、多功能心电血压血氧监护仪、听诊器。

重症隔离抢救区在此基础上还需配备无创呼吸机、有创呼吸机、高流量吸氧仪、电动吸引器、纤支镜、可视喉镜、各种型号气管插管和气管切开管、呼吸球囊及面罩、动脉血气分析仪、除颤仪、持续肾脏替代治疗（CRRT）、ECMO、床旁超声等。

　　配备充足的防护物资、治疗药品、检测用品、消毒用品。防护物资包括工作帽（一次性）、手套、医用防护服、隔离衣、医用防护口罩（N95）、防护面屏、护目镜、胶靴、防水靴套、橡胶手套、动力送风过滤式呼吸器。治疗药品包括抗病毒药、抗菌药、糖皮质激素、抢救用药。检测用品有鼻咽拭子、口咽拭子核酸采样用物及血标本采集用物。消毒用品包括过氧化氢、含氯消毒剂、75% 酒精。

8.4　不同病情分型患者的症状体征、检测所需仪器及对应腕带颜色（表 6-1-1）

表6-1-1　不同病情分型患者的症状体征、检测所需仪器及对应腕带颜色

分型	病情 （症状、体征）	体温	生命体征及检测所用仪器	佩戴腕带颜色
疑似患者 （轻型）	症状轻微	体温正常、轻度升高	多功能心电血压血氧监护仪	绿
疑似患者 （普通型）	具有发热、呼吸道等症状	体温正常、轻度升高	多功能心电血压血氧监护仪	黄
疑似患者 （重型）	①出现气促，呼吸频率增快至30次/分；②静息状态下，吸空气时指氧饱和度≤93%；③动脉血氧分压（PaO_2），吸氧浓度（FiO_2）≤300 mmHg；④临床症状进行性加重	体温 > 38℃	多功能心电血压血氧监护仪，动脉血气分析	橙

续表

分型	病情 （症状、体征）	体温	生命体征及检 测所用仪器	佩戴腕 带颜色
疑似患者 （危重型）	①出现呼吸衰竭，且 需机械通气；②出 现休克，血压进行性 下降、甚至心脏骤停 等；③合并其他器官 功能衰竭需 ICU 监 护治疗	体温＞ 38℃	多功能心电血 压血氧监护仪， 动脉血气分析	红

预检后根据患者目前病情，患者由医辅人员引导至指定区域，并将患者资料（包括体温、生命体征、流行病学史、症状体征、病情分型）交于诊区医护，安置于普通隔离诊区单人单间隔离。

8.5 不同病情分型的检查项目、治疗措施和人员分工（表6-1-2）

表6-1-2 不同病情分型的检查项目、治疗措施和人员分工

病情 分型	医生（隔离 病室完成）	护士（隔离病室完成）	医辅人员 （专用通道完成）
轻型、 普通型	开具医嘱	①每天测量 2 次脉搏、呼吸、 血压、SpO_2 并记录；②每 6 小时测量并记录体温，采集 鼻咽拭子、检测新型冠状病 毒抗体、血常规	①陪同胸部影像 学检查；②标本 运送

续表

病情分型	医生（隔离病室完成）	护士（隔离病室完成）	医辅人员（专用通道完成）
重型、危重型	①开具医嘱；②危重型需陪同胸部影像学检查；③进行器官功能支持	①24小时持续心电监测，每小时测量患者脉搏、呼吸、血压、SpO$_2$并记录；②每4小时测量并记录体温，采集鼻咽拭子、检测新型冠状病毒抗体、血常规、尿常规、C-反应蛋白（CRP）、生化指标（肝酶、心肌酶、肾功能等）、凝血功能、动脉血气分析；③陪同胸部影像学检查；④进行器官功能支持	①陪同胸部影像学检查；②标本运送

①疑似患者需固定护理人员，专人专护；医生进出不同患者隔离病室时，需更换隔离衣并进行手消毒。②救治人员需带领患者前往放射科完成胸部影像学检查并护送患者回诊区（检查前电话通知放射科工作人员）。③标本采集完毕后，双层密封袋保存并标记患者信息后放入专用转运箱，与医辅人员交接送检。

若患者核酸结果回报阳性，确诊为新冠肺炎普通型，病情平稳，后续转负压隔离病房行后续救治（表6-1-2）。

8.6　院内转运

8.6.1　转运人员安排

轻型、普通型患者由1名责任护士实施转运。重型患者由1名主管医生、1名责任护士、1名医辅人员实施转运。危重型患者由1名主管医生、3名责任护士、1名医辅人员实施转运。

8.6.2　转运人员实施标准防护

穿戴工作服、工作帽（一次性）、手套、医用防护服和隔离衣、医用防护口罩（N95）、防护面屏或护目镜、工作鞋、防水靴套。

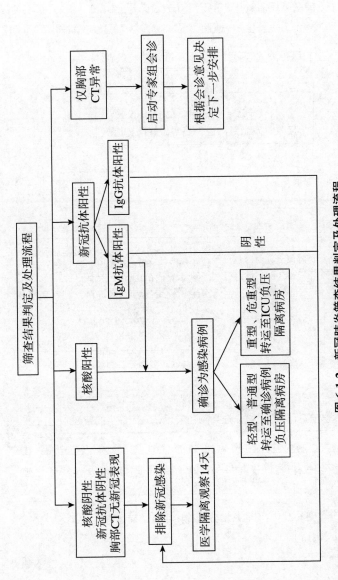

图 6-1-2　新冠肺炎筛查结果判定及处理流程

接种新冠病毒疫苗者和既往感染新冠病毒者，抗体不作为诊断依据。未接种新冠病毒疫苗、无既往感染新冠病毒者，按以上流程处理。

8.6.3 实施院内转运

不同病情分型确诊患者的转运方案详见图 6-1-3。

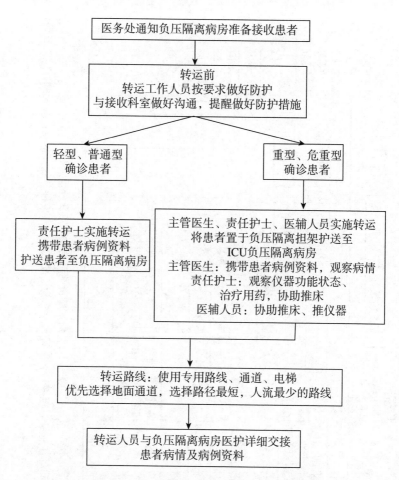

图 6-1-3 不同病情分型确诊患者的转运方案

8.7　环境清洁消毒方案

8.7.1　隔离病室及负压担架床

使用过氧化氢或 1000 mg/L 含氯消毒剂喷洒或擦拭消毒。先由外向内喷洒一次，再由内向外重复喷洒一次（喷药量为 100 ～ 300 ml/m^2，作用时间 30 min），而后进行常规物表擦拭清洁消毒（如仪器设备表面、桌面、地面、门把手等物品，作用时间 30 min），最后开窗通风。喷雾消毒时应关闭门窗。

8.7.2　排泄物收集专门容器

20 000 mg/L 含氯消毒剂，按排泄物、消毒剂比例 1∶2 进行浸泡消毒 2 h。

8.7.3　衣服、被褥等纺织品

1000 mg/L 含氯消毒剂浸泡 30 min 后常规清洗。

8.7.4　医疗废物

使用双层医疗废物包装袋包装，满 3/4 后喷洒 1000 mg/L 含氯消毒剂（垃圾袋内外均需喷洒），进行密封包装，装入一次性耐压硬质纸箱内并密封，密封后禁止打开，纸箱表面用红色记号笔标注"新冠医废"，放于指定的医疗废物临时收集点。